临床诊疗指南

呼吸病学分册

中华医学会　编著

人 民 卫 生 出 版 社

图书在版编目(CIP)数据

临床诊疗指南·呼吸病学分册/中华医学会编著.
—北京：人民卫生出版社，2009.1

ISBN 978-7-117-10572-9

Ⅰ.临… Ⅱ.中… Ⅲ.①临床医学-指南 ②呼吸系统疾病-诊疗-指南 Ⅳ.R4-62 R56-62

中国版本图书馆 CIP 数据核字(2008)第 136620 号

策划编辑 杜 贤 姚 冰
周春桃 刘 盛
兰 南 刘艳梅
责任编辑 樊京娜 刘艳梅
封面设计 郭 淼
版式设计 何美玲
责任校对 宋培茹

临 床 诊 疗 指 南

呼吸病学分册

编　　著：中华医学会
出版发行：人民卫生出版社（中继线 010-59780011）
地　　址：北京市朝阳区潘家园南里 19 号
邮　　编：100021
E - mail：pmph @ pmph.com
购书热线：010-59787592 010-59787584 010-65264830
印　　刷：北京虎彩文化传播有限公司
经　　销：新华书店
开　　本：787×1092 1/16 印张：12
字　　数：221 千字
版　　次：2009 年 1 月第 1 版 2025 年 9 月第 1 版第 17 次印刷
标准书号：ISBN 978-7-117-10572-9
定　　价：28.00 元

内容提要

本书系国家卫生部委托中华医学会组织全国著名呼吸病专家集体编写的一本权威性诊疗指南。本书对常见呼吸疾病的临床表现、诊断、治疗进行了较全面的阐述。本书内容科学实用，对规范呼吸科的临床工作将有很强的指导意义。本书适用于呼吸科专科医师和医疗行政管理人员使用。

序

在卫生部的领导和财政部的支持下，中华医学会、中华口腔医学会和中华护理学会组织了50多个专科分会的医学专家和学者编写出版了这套《临床技术操作规范》与《临床诊疗指南》。这是我国医疗卫生工作中的一件具有里程碑意义的大事。我为此感到由衷的高兴，并表示热烈祝贺。

当前医学科学技术迅猛发展，新理论、新技术、新设备不断涌现，医学模式的转变，人口的老龄化，疾病谱的变化为临床医学提供了新的发展机遇，也带来新的挑战，对临床医务人员提出了新的更高的要求。《临床技术操作规范》与《临床诊疗指南》总结了我国医学专家多年的临床实践经验，凝聚了我国老、中、青三代医务人员的智慧，同时吸纳了循证医学证实了的医学科技进展。《临床技术操作规范》与《临床诊疗指南》的出版适应了当代发展的需求，将进一步指导和规范医务人员的诊断、治疗、护理等业务工作行为，有章可循。广大医务工作者要认真学习、执行《临床技术操作规范》和《临床诊疗指南》，为人民群众提供高质量的医疗服务。这必将对提高医疗质量，保障医疗安全发挥重大的作用。《临床技术操作规范》与《临床诊疗指南》的出版发行也为卫生行政部门加强医疗服务的监管提供了科学的依据。

编写《临床技术操作规范》与《临床诊疗指南》是一项艰巨浩大的工程。参加编写的专家来自全国各地，有已为我国医疗卫生事业做出重要贡献的老一辈专家，也有在医、教、研领域担当重任的中年学者，还有冉冉升起的医学新星。在编写过程中，专家们尽心尽责，严肃认真，保证了《临床技术操作规范》与《临床诊疗指南》的科学性和可操作性。我代表卫生部并以我个人的名义对中华医学会、中华口腔医学会、中华护理学会和各位编写专家表示衷心的感谢。

现代医学科技发展日新月异，循证医学成果推陈出新。《临床技术操作规范》与《临床诊疗指南》第一版难免存在不足。中华医学会、中华口腔医学会和中华护理学会要结合新成果和广大医务工作者对第一版提出的不足之处，对《临床技术操作规范》与《临床诊疗指南》定期修订，使其日臻完善。

卫生部部长 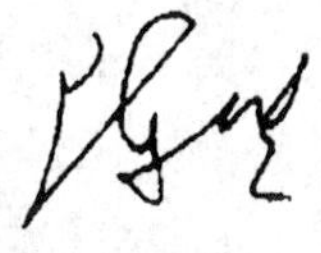

2008年12月2日

序

序

在国家卫生部的重视和领导下，中华医学会组织编写的《临床诊疗指南》出版了。这是继《临床技术操作规范》出版后，我国医疗卫生管理界的又一项开创性的出版工程。这部旨在指导全国广大医务工作者临床诊疗行为的巨著的成功出版，是全国军地医疗卫生界数千名专家教授精诚合作的成果。我谨代表全军广大卫生人员，向为本书编写和出版工作付出辛勤劳动的军地医学专家、中华医学会和人民卫生出版社，致以崇高的敬意和衷心的感谢！

出版与《临床技术操作规范》相配套的《临床诊疗指南》，是加强医院科学化管理、保证正常医疗秩序、提高医疗工作质量的前提。随着当代医药科技的迅猛发展，信息技术、生物技术和其他高新技术在各领域的广泛应用，临床诊疗新理论、新技术、新方法不断涌现，医学学科之间、医学学科与人文社会学科之间也广泛相互渗透、影响，形成了一大批引人注目的医学新学科。同时，人口的老龄化、疾病谱的变化、全民卫生保健意识的不断增强，特别是随着国家医改的逐步深入，对广大医务工作者的临床诊疗技术和执业能力提出了更高的要求。学习新理论，掌握新技术，不断提高诊治水平，是军地广大医务人员所面临的共同任务，更是提高我国医疗事业整体水平的紧迫需要。

中华医学会组织编写的这部《临床诊疗指南》，全面、系统地介绍了医学科学的最新进展，既有科学可靠的临床诊断标准，又有优化先进的临床治疗方案，充分体现了科学性、先进性、权威性的有机统一，这部巨著的出版，对于加强军队医院科学化管理，保证正常医疗秩序，提高医疗工作质量，确保医疗安全，都具有重要的指导意义。我希望，军队各级医疗机构以及全体医疗工作者，在严格执行《临床技术操作规范》的同时，重视抓好《临床诊疗指南》的学习和使用。以一流的业务技术，一流的医疗质量，一流的服务水平，为广大患者提供更优质的服务，为繁荣我国军地卫生事业，不断做出更大的贡献。

总后勤部卫生部部长 张雁灵

2008年12月

前　言

《临床诊疗指南》是由国家财政部支持、卫生部领导、中华医学会组织编写的指导全国临床医务人员诊断治疗行为的第一部医学学术巨著。

现代临床医疗工作随着信息技术、生物技术和其他高新技术的发展和应用，临床新技术不断涌现，各相关学科的专业分化和交叉更加明显，对疾病的预防、诊断、治疗和转归、康复的认识更加深入，推动着临床医疗事业日新月异的向前发展。尤其是近年发展起来的循证医学采用信息技术，经过大样本的分析研究，在取得充分可靠证据的基础上，提出科学可靠的诊疗方案，实现优化的临床诊断治疗。人类疾病纷繁复杂，病人的病情千变万化，探求疾病预防、诊断、治疗、转归、康复的规律，是对广大医务人员的挑战，更是面临着新的发展机遇。

随着我国社会主义市场经济和社会事业的协调发展，人民生活水平的不断提高，对医疗服务的质量和水平提出了愈来愈高的要求。医务人员必须具备全面的医学理论知识、熟练的医疗技术操作能力、丰富的临床实践经验和良好的医德；要不断更新知识和技术，提高临床诊断治疗水平才能胜任临床医疗工作；要在医疗过程中对每一个病人进行连续、严密的观察，及时准确地做出分析、判断和处理，提供规范化服务。

为了满足广大医务人员学习提高业务水平的需要，对医务人员临床诊断、治疗工作进行具体的指导，使诊疗行为有章可循、有据可依，以有利于提高医务人员的综合素质，提高医疗服务的质量，有利于加强医疗工作的管理，有利于提高人民群众的健康水平，制定符合我国国情的临床诊断治疗指南，成为我国医疗事业发展过程中的一件大事。正是基于这样的考虑，在国家财政部的支持下，卫生部委托中华医学会组织专家编写了《临床诊疗指南》。

自 2001 年开始，《临床诊疗指南》在卫生部的领导下，中华医学会牵头组织了中华口腔医学会和临床专业密切相关的 56 个专科分会，由数千名专家教授历经 4 年编写而成。《临床诊疗指南》内容丰富翔实，具有科学性、权威性、先进性、指导性的鲜明特点，供全国各级医疗机构及其医疗专业人员在临床医疗工作中参照使用。大家在实践中如发现有什么问题或意见和建议，希望能及时反馈给中华医学会，以便再版时进行修订。

《临床诊疗指南》按学科以分册的形式将陆续出版发行。

中华医学会

2004 年 9 月

临床诊疗指南

领导小组名单

组　长　陈　竺

副组长　黄洁夫　王国强　马晓伟　陈啸宏　刘　谦　尹　力
张雁灵　陈新年　钟南山

成　员（以姓氏笔画为序）
巴德年　王正国　王　羽　王忠诚　王海燕　王澍寰
史轶蘩　白书忠　买买提明·牙生　刘彤华　刘　俊
刘雁飞　庄　辉　朱晓东　汤钊猷　祁国明　吴孟超
吴明江　吴咸中　张震康　李兰娟　李秀华　沈倍奋
邱贵兴　陆道培　陈可冀　陈洪铎　陈香美　金连弘
胡亚美　郝希山　郭应禄　顾玉东　高润霖　韩济生
韩晓明　戴建平　魏于全

领导小组办公室

主　任　张宗久　韩晓明(兼)

副主任　赵明钢　姜永茂

临床诊疗指南

编辑委员会名单

临床诊疗指南·呼吸病学分册

编写说明

《临床诊疗指南·呼吸病学分册》是在卫生部领导和中华医学会指导下，委托中华医学会呼吸病分会组织我国有关专家编写的一本具有指导性意义的专著。

科学地规范临床诊疗技术是提高整体医疗水平的一项十分重要的工作。但要在全国范围内统一呼吸病的临床诊断和治疗不是一件易事。编写《临床诊疗指南·呼吸病学分册》的目的在于指导各级医师的诊疗行为，切实保障广大群众的健康，提高医疗质量。

本书以科学性、规范性、实用性为原则，供各级医疗机构日常诊疗工作中使用。在《临床诊疗指南·呼吸病学分册》编写过程中，虽然尽力做到既体现现代诊疗技术水平，又顾及全国各地不同级别医疗机构的不同状况，但是真正将两者统一起来还是十分困难的。由于不同的作者经验不同，写作风格各异，全书各章节简繁程度不一，故本书可能还存在不少不足之处，希望广大医务工作者在医疗实践中加以运用的同时提出改进意见，使本书更臻完善。

中华医学会会长

中华医学会呼吸病分会前任主任委员

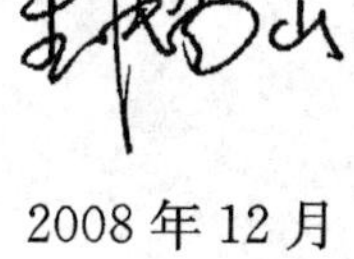

2008年12月

临床诊疗指南·呼吸病学分册

编著者名单

主　　编　钟南山

副 主 编　邓伟吾　刘又宁　何权瀛

终审委员　朱元珏　于润江　陈文彬　赵鸣武

顾　　问　罗慰慈

编　　委（按章节顺序排名）

林江涛　钟小宁　马俊义　赵鸣武　张珍祥
李芬宇　何权瀛　刘又宁　何礼贤　徐作军
姚婉贞　孙铁英　马　玙　李国华　沈华浩
陈　平　钮善福　钱桂生　杨德昌　康　健
蔡柏蔷　殷凯生　梅晓东　林耀广　许仁和
王嘉祺　胡福定　冯端兴　崔德健　余健民
王　辰　林善梓　谢灿茂　石玉枝　马忠森
陈宝元　杜永成

目　录

第一章　急性上呼吸道感染

【概述】

急性上呼吸道感染（acute upper respiratory tract infection）是指鼻腔、咽或喉部急性炎症的概称。患者不分年龄、性别、职业和地区。全年皆可发病，冬春季节多发，可通过含有病毒的飞沫或被污染的用具传播，多数为散发性，但常在气候突变时流行。由于病毒的类型较多，人体对各种病毒感染后产生的免疫力较弱且短暂，并且无交叉免疫，同时在健康人群中有病毒携带者，故一个人一年内可有多次发病。

急性上呼吸道感染约 70%～80%由病毒引起。主要有流感病毒（甲型、乙型、丙型）、副流感病毒、呼吸道合胞病毒、腺病毒、鼻病毒、埃可病毒、柯萨奇病毒、麻疹病毒、风疹病毒等。细菌感染可直接或继病毒感染之后发生，以溶血性链球菌为多见，其次为流感嗜血杆菌、肺炎链球菌和葡萄球菌等。偶见革兰阴性杆菌。其感染的主要表现为鼻炎、咽喉炎或扁桃体炎。

当有受凉、淋雨、过度疲劳等诱发因素，使全身或呼吸道局部防御功能降低时，原已存在于上呼吸道或从外界侵入的病毒或细菌可迅速繁殖，引起本病，尤其是老幼体弱或有慢性呼吸道疾病如鼻窦炎、扁桃体炎、慢性阻塞性肺疾病者，更易罹患。

本病不仅具有较强的传染性，而且可引起严重并发症，应积极防治。

【临床表现】

根据病因不同，临床表现可有不同的类型。

1. 普通感冒（common cold）　俗称"伤风"，又称急性鼻炎或上呼吸道卡他，以鼻咽部卡他症状为主要表现。成人多为鼻病毒引起，次为副流感病毒、呼吸道合胞病毒、埃可病毒、柯萨奇病毒等。起病较急，初期有咽干、咽痒或烧灼感，发病同时或数小时后，可有喷嚏、鼻塞、流清水样鼻涕，2～3 天后变稠。可伴咽痛，有时由于耳咽管炎使听力减退，也可出现流泪、味觉迟钝、呼吸不畅、声嘶、少量咳嗽等。一般无发热及全身症状，或仅有低热、不适、轻度畏寒和头痛。检查可见鼻腔黏膜充血、水肿、有分泌物，咽部轻度充血。如无并发症，一般 5～7 天后痊愈。

2. 流行性感冒（influenza）　简称流感，是由流感性感冒病毒引起。潜伏期1～2日，最短数小时，最长3天。起病多急骤，症状变化很多，主要以全身中毒症状为主，呼吸道症状轻微或不明显。临床表现和轻重程度差异颇大。

（1）单纯型：最为常见，先有畏寒或寒战，发热，继之全身不适，腰背发酸、四肢疼痛，头昏、头痛。部分患者可出现食欲不振、恶心、便秘等消化道症状。发热可高达39～40℃，一般持续2～3天渐降。大部分患者有轻重不同的喷嚏、鼻塞、流涕、咽痛、干咳或伴有少量黏液痰，有时有胸骨后烧灼感、紧压感或疼痛。年老体弱的患者，症状消失后体力恢复慢，常感软弱无力、多汗，咳嗽可持续1～2周或更长。体格检查：患者可呈重病容，衰弱无力，面部潮红，皮肤上偶有类似麻疹、猩红热、荨麻疹样皮疹，软腭上有时有点状红斑，鼻咽部充血水肿。本型中较轻者，全身和呼吸道症状均不显著，病程仅1～2天，颇似一般感冒，单从临床表现，颇难确诊。

（2）肺炎型：本型常发生在两岁以下的小儿，或原有慢性基础疾患，如二尖瓣狭窄、肺心病、免疫力低下、以及孕妇、年老体弱者。其特点是：在发病后24小时内可出现高热、烦躁、呼吸困难、咳血痰和明显发绀。全肺可有呼吸音减弱、湿啰音或哮鸣音，但无肺实变体征。X线胸片可见双肺广泛小结节性浸润，近肺门较多，肺周围较少。上述症状可进行性加重，抗菌药物无效。病程一周至一月余，大部分患者可逐渐恢复，也可因呼吸循环衰竭在5～10天内死亡。

（3）中毒型：较少见。肺部体征不明显，具有全身血管系统和神经系统损害，有时可有脑炎或脑膜炎表现。临床表现为高热不退，神志不清，成人常有谵妄，儿童可发生抽搐。少数患者由于血管神经系统紊乱或肾上腺出血，导致血压下降或休克。

（4）胃肠型：主要表现为恶心、呕吐和严重腹泻，病程约2～3天，恢复迅速。

3. 以咽炎为主要表现的感染

（1）病毒性咽炎和喉炎：由鼻病毒、腺病毒、流感病毒、副流感病毒以及肠病毒、呼吸道合胞病毒等引起。临床特征为咽部发痒和灼热感，疼痛不持久，也不突出。当有吞咽疼痛时，常提示有链球菌感染，咳嗽少见。急性喉炎多为流感病毒、副流感病毒及腺病毒等引起，临床特征为声嘶、讲话困难、咳嗽时疼痛，常有发热、咽炎或咳嗽。体检可见喉部水肿、充血，局部淋巴结轻度肿大和触痛，可闻及喘鸣音。

（2）疱疹性咽峡炎：常由柯萨奇病毒A引起，表现为明显咽痛、发热，病程约为一周。检查可见咽充血，软腭、腭垂、咽及扁桃体表面有灰白色疱疹及浅表溃疡，周围有红晕。多于夏季发病，多见于儿童，偶见于成人。

（3）咽结膜热：主要由腺病毒、柯萨奇病毒等引起。临床表现有发热、咽痛、畏光、流泪、咽及结合膜明显充血。病程 4～6 天，常发生于夏季，游泳中传播。儿童多见。

（4）细菌性咽—扁桃体炎：多由溶血性链球菌引起，次为流感嗜血杆菌、肺炎链球菌、葡萄球菌等引起。起病急，明显咽痛、畏寒、发热、体温可达 39℃以上。检查可见咽部明显充血，扁桃体肿大、充血，表面有黄色点状渗出物，颌下淋巴结肿大、压痛，肺部无异常体征。

【诊断要点】

根据病史、流行情况、鼻咽部发生的症状和体征，结合周围血象和胸部 X 线检查可作出临床诊断。进行细菌培养和病毒分离，或病毒血清学检查、免疫荧光法、酶联免疫吸附法、血凝抑制试验等，可能确定病因诊断。

1. 血象　病毒性感染，白细胞计数多为正常或偏低，淋巴细胞比例升高。细菌感染有白细胞计数和中性粒细胞增多以及核左移现象。

2. 病毒和病毒抗原的测定　视需要可用免疫荧光法、酶联免疫吸附法、血清学诊断和病毒分离鉴定，以判断病毒的类型，区别病毒和细菌感染。细菌培养可判断细菌类型和进行药物敏感试验。

主要与以下情况鉴别：

1. 过敏性鼻炎　临床上很像“伤风”，所不同者起病急骤、鼻腔发痒、频繁喷嚏、流清水样鼻涕，发作与环境或气温突变有关，有时异常气味亦可引起发作，数分钟或 1～2 小时内缓解。检查：鼻黏膜苍白、水肿，鼻分泌物可见嗜酸性粒细胞增多。

2. 急性传染病前驱症状　如麻疹、脊髓灰质炎、脑炎、严重急性呼吸综合征（SARS）等在患病初期也可有上呼吸道症状，在这些病的流行季节或流行区应密切观察，并进行必要的实验室检查，以资区别。

【治疗原则和方案】

上呼吸道病毒感染目前尚无特殊抗病毒药物，通常以对症处理、休息、忌烟、多饮水、保持室内空气流通、防治继发细菌感染为主。

1. 对症治疗　可选用含有解热镇痛、减少鼻咽充血和分泌物、镇咳的抗感冒复合剂或中成药，如对乙酰氨基酚、双酚伪麻片、美扑伪麻片、银翘解毒片等。儿童忌用阿司匹林或含阿司匹林药物以及其他水杨酸制剂，因为此类药物与流感的肝脏和神经系统并发症（Reye 综合征）相关，偶可致死。

2. 支持治疗　休息、多饮水、注意营养，饮食要易于消化，特别在儿童和老年患者更应重视。密切观察和监测并发症，抗菌药物仅在明确或有充分证据提示继发细菌感染时有应用指征。

3. 抗流感病毒药物治疗 现有抗流感病毒药物有两类：即离子通道 M2 阻滞剂和神经氨酸酶抑制剂。其中 M2 阻滞剂只对甲型流感病毒有效，治疗患者中约有 30％可分离到耐药毒株，而神经氨酸酶抑制剂对甲、乙型流感病毒均有很好作用，耐药发生率低。

（1）离子通道 M2 阻滞剂：金刚烷胺（amantadine）和金刚乙胺（rimantadine）：①用法和剂量：见表 1-1。②不良反应：金刚烷胺和金刚乙胺可引起中枢神经系统和胃肠副反应。中枢神经系统副作用有神经质、焦虑、注意力不集中和轻微头痛等，其中金刚烷胺较金刚乙胺的发生率高。胃肠道反应主要表现为恶心和呕吐，这些副作用一般较轻，停药后大多可迅速消失。③肾功能不全患者的剂量调整：金刚烷胺的剂量在肌酐清除率≥50ml/min 时酌情减少，并密切观察其副反应，必要时可停药，血透对金刚烷胺清除的影响不大。肌酐清除率＜10ml/min 时金刚乙胺推荐减为 100mg/d。

表 1-1 金刚烷胺和金刚乙胺用法和剂量

药名	年龄（岁）			
	1～9	10～12	13～16	≥65
金刚烷胺	5mg·（kg·d）（最高 150mg/d）分 2 次	100mg 2 次/日	100mg 2 次/日	≤100mg/d
金刚乙胺	不推荐使用	不推荐使用	100mg，2 次/日	100mg 或 200mg/d

（2）神经氨酸酶抑制剂：目前有 2 个品种，即奥司他韦（oseltamivir）和扎那米韦（zanamivir）。我国目前只有奥司他韦被批准临床使用。①用法和剂量：奥司他韦：成人 75mg，2 次/日，连服 5 天，应在症状出现 2 天内开始用药。儿童用法见表 1-2，1 岁以内不推荐使用。扎那米韦：6 岁以上儿童及成人剂量均为每次吸入 10mg，2 次/日，连用 5 天，应在症状出现 2 天内开始用药。6 岁以下儿童不推荐作用。②不良反应：奥司他韦不良反应少，一般为恶心、呕吐等消化道症状，也有腹痛、头痛、头晕、失眠、咳嗽、乏力等不良反应的报道。扎那米韦吸入后最常见的不良反应有头痛、恶心、咽部不适、眩晕、鼻出血等。个别哮喘和慢性阻塞性肺疾病（COPD）患者使用后可出现支

表 1-2 儿童奥司他韦用量（mg）

药名	体重（kg）			
	≤15	16～23	24～40	＞40
奥司他韦	30	45	60	75

气管痉挛和肺功能恶化。③肾功能不全的患者无需调整扎那米韦的吸入剂量。对肌酐清除率<30ml/min 的患者，奥司他韦减量至 75mg，1 次/日。

4. 抗菌药物治疗　如有细菌感染，可根据病原菌选用敏感的抗菌药物。经验用药，常选青霉素、第一代和第二代头孢菌素、大环内酯类或氟喹诺酮类。

（林江涛）

第二章　急性气管—支气管炎

【概述】

急性气管—支气管炎（acute tracheobronchitis）是病毒或细菌感染、物理、化学性刺激或过敏因素等对气管—支气管黏膜所造成的急性炎症。该病大多数由病毒感染所致，其中成人多为流感病毒和腺病毒引起，儿童则以呼吸道合胞病毒或副流感病毒多见。此外，还有柯萨奇病毒、鼻病毒、冠状病毒等。肺炎支原体、肺炎衣原体亦是本病的常见病原体。细菌感染在本病占有重要地位，但有资料显示细菌感染在本病所占比例不超过10%，常见的致病菌有肺炎链球菌、流感嗜血杆菌、金黄色葡萄球菌、卡他莫拉氏菌以及百日咳杆菌等。百日咳杆菌感染以往认为主要在儿童发病，但近年来在年轻人感染有所上升。虽然细菌感染作为致病因子在本病所占比例不高，但值得重视的是该病常在病毒感染的基础上合并细菌或支原体、衣原体感染，病毒感染抑制肺泡巨噬细胞的吞噬能力以及纤毛上皮细胞的活力，造成呼吸道免疫功能低下，使细菌、支原体和衣原体等病原菌有入侵的机会。非生物性病因中，有粉尘、刺激性气体（包括二氧化氮、二氧化硫、氨气、氯气等）、环境刺激物（包括二氧化碳、烟雾、臭氧）等。

一些常见的过敏原包括花粉、有机粉尘、真菌孢子等的吸入，可引起气管—支气管的过敏性炎症。

其病理改变主要为气管、支气管黏膜充血、水肿、黏液腺体肥大、分泌物增加，纤毛上皮细胞损伤脱落，黏膜及黏膜下层炎症细胞浸润，以淋巴细胞和中性粒细胞为主。急性炎症消退后，气管、支气管黏膜结构可完全恢复正常。

该病为常见的呼吸道疾病，以咳嗽症状为主，在健康成人通常持续1～3周。常继发于病毒性或细菌性上呼吸道感染。以冬季或气候突变时节多发，有自限性。

【临床表现】

1. 起病往往先有上呼吸道感染的症状，如鼻塞、流涕、咽痛、声音嘶哑。全身症状有发热、轻度畏寒、头痛、全身酸痛等，全身症状一般3～5天可消退。

2. 开始一般为刺激性干咳，随着卡他症状的减轻，咳嗽逐渐明显并成为突出症状，受凉、吸入冷空气、晨起、睡觉体位改变或体力活动后咳嗽加重。咳嗽症状一般持续1～3周，吸烟者可更长。如为百日咳杆菌感染，咳嗽症状常超过3周以上，通常可达4～6周。超过半数可伴有咳痰，开始时常为黏液痰，部分病人随着病程发展可转为脓性痰。

3. 相当一部分病人由于气道高反应性发生支气管痉挛时，可表现为气急、喘鸣、胸闷等症状。

4. 该病体征不多，主要有呼吸音增粗、干性啰音、湿性啰音等，支气管痉挛时可闻及哮鸣音，部分患者亦可无明显体征。

5. 病毒感染时，血白细胞计数可降低，当有细菌感染时，血白细胞总数及中性粒细胞比例增高。

6. X线胸片一般无异常或仅有肺纹理增粗。

【诊断要点】

1. 根据以上临床表现往往可得到明确的临床诊断，进行相关的实验室检查则可进一步作出病原学诊断。须注意与肺炎、肺结核、支气管扩张症、肺脓肿、肺癌等鉴别，以上疾病常以咳嗽、咳痰为主要症状，但胸部X线检查可发现各自特征性的影像学改变。

2. 肺功能检查可发现相当一部分患者气道反应性增高，但通常为一过性。由于本病部分患者有气道反应性增高的现象，少数患者可闻及干性啰音，应注意与支气管哮喘相鉴别。

3. 流行性感冒的症状与本病相似，但流行性感冒以发热、头痛、全身酸痛等全身症状为主，而本病以咳嗽等呼吸道症状为主要表现。

4. 该病很少超过3周，如咳嗽超过3周称为“持续性”或“慢性”咳嗽，应注意是否由于后鼻漏、哮喘、吸入性肺炎、胃食管反流等疾病所致。

【治疗方案及原则】

1. 平时注重锻炼身体，增强体质，防治感冒，是预防本病的有效措施。亦应注意避免粉尘、刺激性气体、环境刺激物等有害刺激物的刺激以及花粉等过敏原的吸入。

2. 注意适当休息，发热、头痛及全身酸痛等全身症状明显时可加用阿司匹林等解热镇痛药治疗。

3. 止咳、化痰等对症治疗是本病的主要措施，常用的止咳药有喷托维林，成人每次25mg，3～4次/日。右美沙芬，成人每次15～30mg，3～4次/日。可待因，成人每次15～30mg，3次/日。祛痰剂主要有氯化铵，成人每次0.03～0.06g，3次/日。氨溴索，成人每次30mg，3次/日。

4. 由于有部分患者气道反应性增高，导致支气管痉挛，临床上出现喘息症状，此时可应用β受体激动剂，如沙丁胺醇气雾剂喷雾吸入，成人每次0.1～0.3mg，3～4次/日。或应用氨茶碱等药物解痉平喘，成人每次0.1～0.2g，3次/日。根据病情可用药1～2周。吸入β受体激动剂可减轻患者的咳嗽症状或缩短咳嗽的持续时间。

5. 本病不宜常规使用抗生素，特别是对病因未明者不应盲目使用抗生素。目前认为使用抗生素并不能缩短病程或减轻病情，应注意滥用抗生素可导致耐药菌的产生以及二重感染等严重后果。

6. 由于病毒感染是本病的主要病因之一，可用抗病毒药物治疗。

7. 如有细菌感染的依据或合并有严重基础疾病的患者，注意合理使用抗生素，常用的抗生素为β-内酰胺类、喹诺酮类，亦可根据痰细菌培养药敏结果选择抗生素。如为肺炎支原体或肺炎衣原体感染时，首选大环内酯类抗生素。

（钟小宁）

第三章　慢性阻塞性肺疾病

第一节　慢性支气管炎

【概述】

慢性支气管炎是由于感染或非感染因素引起气管、支气管黏膜及其周围组织的慢性非特异性炎症。临床出现有咳嗽、咳痰或喘息等症状，每年持续3个月，连续2年或更长，肺功能正常，并应除外其他已知原因的慢性咳嗽。本病是一种常见病、多发病，随年龄增长，患病率增高，50岁以上的患病率高达15%或更多。本病流行与慢性刺激（主要是吸烟、刺激性烟雾、有害粉尘、大气污染等），感染病毒、支原体、细菌等及过敏因素，气候变化等密切相关。

【临床表现】

1. 起病前有急性支气管炎、流感、肺炎等急性呼吸道感染史。

2. 常在寒冷季节发病。

3. 临床上出现以咳嗽、咳痰为主的症状，尤以晨起为著，痰是白色黏液泡沫状，或黏稠咳出。急性呼吸道感染时，症状加剧，痰量增多，黏稠度增加或为黄色脓性、偶有痰中带血。

4. 可出现过敏现象而发生喘息。喘息型支气管炎患者在症状加剧或继发感染时，常有哮喘样发作，气急不能平卧。

5. 慢性支气管炎早期多无体征，或在肺底部闻及干、湿性啰音；有喘息症状者可在小范围内出现轻度哮鸣音。长期发作者可有肺气肿体征。

6. X线征象　单纯型慢性支气管炎X线检查阴性，或仅见两肺下部纹理增粗，或呈索条状；合并支气管周围炎时可有斑点阴影重叠其上。

【诊断要点】

1. 临床有慢性或反复咳嗽、咳痰或伴有喘息，每年发病至少3个月，并连续2年或以上者。

2. 如每年发病持续不足3个月，而有明确的客观检查依据（如X线、肺功能等）亦可诊断。

3. 排除其他心、肺疾患（如肺结核、肺尘埃沉着病、支气管哮喘、支气管扩张、肺癌、心脏病、心功能不全、慢性鼻炎等）引起的咳嗽、咳痰或伴有喘息等。

临床分型与分期

1. 单纯型　符合慢性支气管炎诊断标准，具有反复咳嗽、咳痰两项症状。

2. 喘息型　符合慢性支气管炎诊断标准，除咳嗽、咳痰外尚有喘息症状，并经常伴有或多次出现哮鸣音。

【鉴别诊断】

1. 支气管扩张　有咳嗽、反复大量咳脓痰，或较多的反复咯血症状；两肺下部可闻及湿啰音；胸部X线检查下野支气管纹理增粗、紊乱、卷发状阴影；支气管碘油造影示柱状或囊状支气管扩张。

2. 肺癌　多发生在40岁以上男性，长期吸烟者，刺激性咳嗽，咳少量黏痰，常有痰中带血或慢性咳嗽有性质改变者，反复阻塞性肺炎，经抗生素治疗未能完全消散者，痰脱落细胞及纤维支气管镜等检查，可明确诊断。

3. 支气管哮喘　起病年龄轻，常有家族或个人过敏性病史；以发作性哮喘为特征；发作时两肺满布哮鸣音，缓解后可毫无症状；以咳嗽为主要症状的支气管哮喘病例，在1个月时期中可无喘息或哮鸣音。

4. 肺间质纤维化　慢性临床经过的肺间质纤维化开始阶段只是咳嗽、咳痰、偶感气短，胸部下后侧可闻及爆裂音，杵状指，血气分析示动脉血氧分压下降。

5. 肺结核　常伴有低热、无力、盗汗、咯血、消瘦等症状，痰结核菌涂片及胸部X线检查，可明确诊断。

6. 心脏病　因肺瘀血而引起的咳嗽，常为干咳，痰量不多；病史中有心悸、气短、下肢水肿、心脏杂音等征象；体格检查、X线胸片、心电图和超声心动图检查可协助诊断。

【治疗方案】

1. 预防措施　戒烟和避免烟雾刺激，增强体质，提高抗病能力。

2. 急性发作期和慢性迁延期的治疗　控制感染和祛痰、镇咳为主；伴喘息时，加用解痉平喘药物。

(1) 抗感染治疗：一般病例可按患者所在地常见病原菌类型及药物敏感情况选用抗生素治疗。可选用β-内酰胺类/β-内酰胺酶抑制剂、第二代头孢菌素、大环内酯类或喹诺酮类。如阿莫西林2～4g/d，分3～4次口服；氨苄西林2～4g/d，分4次口服；头孢氨苄2～4g/d或头孢拉定1～2g/d，分4次口服；头孢呋辛1g/d或头孢克洛750mg/d，分3次口服。抗菌治疗疗程一般7～10天，反复感染病例适当延长。经治疗3天后，病情未见好转者，应根据痰细菌培养药物敏感试验的结果，选择抗生素。

严重感染时，可选用氨苄西林、环丙沙星、氧氟沙星、左氧氟沙星等静脉滴注给药或联合阿米卡星、奈替米星静脉滴注给药。

（2）祛痰镇咳给药：可给盐酸氨溴索30mg，或化痰片500mg，3次/日口服。溴己新、复方甘草合剂等均有一定祛痰作用。当痰黏稠咳出时可用超声雾化吸入氨溴索，以稀释气道内分泌物。干咳或刺激性咳嗽为主时，可选用喷托维林25mg 3次/日、右美沙芬30mg，3次/日等。

慢性支气管炎除刺激性干咳外，不宜单纯采用镇咳药物，因痰液不能排出，而使病情加重。

（3）解痉平喘药：如具有喘息症状可选用解痉平喘药物，如氨茶碱0.1～0.2g，3次/日口服；丙卡特罗50mg，2次/日口服；多索茶碱0.1g，2次/日口服。也可应用异丙托溴胺（溴化异丙托品）气雾剂及沙丁胺醇、特布他林气雾剂等吸入治疗。

3. 缓解期治疗　主要是避免发病的高危因素、急性加重的诱发因素以及增强机体免疫力。戒烟，控制职业和环境污染，减少有害气体或有害颗粒的吸入，可减轻气道和肺的异常炎症反应。采用气管炎菌苗，在发作季节前开始应用，每周皮下注射一次，剂量自0.1ml开始，每次递增0.1～0.2ml，直至0.5～1.0ml为维持量，有效时应坚持使用1～2年。核酪注射液（麻疹病毒疫苗的培养液）每周皮下注射2次，每次2～4ml；卡介苗注射液每周注射3次，每次1ml，在发病季节前用药，可连用3个月，以减少感冒及慢性支气管炎的发作。卡介菌多糖核酸注射液剂量1ml，肌内注射，每隔日一次，共18次，主要用于预防和治疗慢性支气管炎、感冒及支气管哮喘。

（马俊义）

第二节　慢性阻塞性肺疾病

【概述】

慢性阻塞性肺疾病（COPD）是一种具有气流受限特征的疾病，气流受限不完全可逆，呈进行性发展，与肺部对香烟烟雾等有害气体或有害颗粒的异常炎症反应有关。COPD主要累及肺部，但也可引起全身症状。

COPD与慢性支气管炎和肺气肿密切相关。当慢性支气管炎、肺气肿患者肺功能检查出现气流受限，并且不能完全可逆时，则应诊断为COPD。如患者只有慢性支气管炎和肺气肿而无气流受限则不能诊断为COPD。

慢性阻塞性肺疾病是一常见病，患病人数多，病死率高。近期流行病学调查，我国40岁以上人群COPD约占8.2%。

【临床表现】

一、症　状

缓慢起病、病程长。主要症状：

1. 慢性咳嗽　通常为首发症状。常晨间咳嗽明显，睡眠时有阵咳或排痰。

2. 咳痰　一般为白色黏液或浆液性泡沫性痰，偶可带血丝，清晨排痰较多。

3. 气短或呼吸困难　是COPD标志性症状，早期在劳力时出现，后逐渐加重，以致在日常活动甚至休息时也感到气短。

4. 喘息和胸闷　部分病人特别是重度患者可出现。

5. 其他　晚期病人有体重下降，肌肉萎缩、无力，食欲减退等。

二、体　征

早期体征不明显。随疾病进展出现以下体征。

1. 视诊及触诊　胸廓前后径增大，剑突下胸骨下角增宽——桶状胸。有些患者呼吸变浅，频率增快，缩唇呼吸等；

2. 叩诊　心界缩小，肝浊音界下降，肺部过清音。

3. 听诊　两肺呼吸音减弱，呼气延长，有些患者可闻干性啰音和（或）湿性啰音。

此外，患者常有吸烟史，有的有粉尘、烟雾或有害气体接触史。

【实验室检查及特殊检查】

一、肺功能检查

是判断气流受限的主要客观指标，对COPD诊断，严重程度评价，疾病进展有重要意义，有条件者应当进行。

1. 一秒钟用力呼气容积占用力肺活量百分比（FEV_1/FVC）是评价气流受限的一项敏感指标。

一秒钟用力呼气容积占预计值百分比（FEV_1%预计值），是评估COPD严重程度的良好指标，其变异性较小，易于操作。

吸入支气管扩张剂后$FEV_1/FVC<70\%$者，可确定为不能完全可逆的气

流受限。

2. 肺总量（TLC）、功能残气量（FRC）和残气量（RV）增高，肺活量（VC）降低，表明肺过度充气，有参考价值。

由于TLC增加不及RV增高程度大，故RV/TLC增高。

3. 深吸气量（IC）降低，IC/TLC下降，是反映肺过度膨胀的指标，与呼吸困难程度甚至COPD生存率有关。

4. 一氧化碳弥散量（DLCO）及DLCO与肺泡通气量（VA）比值（DLCO/VA）下降，该项指标供诊断参考。

二、胸部X线检查

COPD早期胸片可无变化，以后可出现肺纹理增粗，紊乱等非特异性改变，也可出现肺气肿改变。

X线胸片改变对COPD诊断意义不很大，主要作为确定肺部并发症及与其他肺疾病鉴别之用。

三、胸部CT检查

CT检查不应作为COPD的常规检查。高分辨率CT，对有疑问病例的鉴别诊断有一定意义。

四、血气检查

确定发生低氧血症、高碳酸血症及酸碱平衡紊乱，因此仅适用于COPD合并呼吸衰竭者。

五、其　　他

COPD合并细菌感染时，血白细胞增高，中性粒细胞核左移；痰细菌培养可能检出病原菌；常见病原菌为肺炎链球菌、流感嗜血杆菌、卡他莫拉菌、肺炎克雷白杆菌等。

【诊断与严重程度分级】

主要根据临床症状、体征、吸烟等高危因素史以及肺功能检查等综合分析确定。不完全可逆的气流受限是COPD诊断的必备条件。即吸入支气管舒张剂后FEV_1/FVC＜70%可确定为不完全可逆性气流受限。凡具有吸烟史和（或）环境职业污染接触史、有咳嗽、咳痰或呼吸困难症状者均应行肺功能检查。

有少数患者并无咳嗽、咳痰症状，仅在肺功能检查时FEV_1/FVC＜70%

及/或 FEV_1<80%预计值，对这些病人在除外其他疾病后，亦可考虑诊断为COPD。

根据吸入支气管舒张剂后 FEV_1/FVC 及 FEV_1%预计值结果，可作COPD肺功能分级（表3-1）。

表3-1 COPD肺功能分级

Ⅰ级（轻度）	FEV_1/FVC<70% FEV_1≥80%预计值
Ⅱ级（中度）	FEV_1/FVC<70% 50%≤FEV_1<80%预计值
Ⅲ级（重度）	FEV_1/FVC<70% 30%≤FEV_1<50%预计值
Ⅳ级（极重度）	FEV_1/FVC<70% FEV_1<30%预计值或 FEV_1<50%预计值伴呼吸衰竭

根据肺功能分级，结合临床表现，估计COPD患者的临床严重程度：

Ⅰ级（轻度COPD），除有Ⅰ级肺功能异常外，通常可伴有或不伴有咳嗽、咳痰。此时，患者可能还没认识到自己的肺功能是异常的。

Ⅱ级（中度COPD），有Ⅱ级肺功能异常。症状进展，有气短症状，主要是运动后气短加重。患者常因此就诊。

Ⅲ级（重度COPD），具有Ⅲ级肺功能异常。气短症状加剧，并反复出现急性加重，影响生活质量。

Ⅳ级（极重度COPD），肺功能严重受损（Ⅳ级），患者生活质量明显下降，如果发生急性加重，可危及生命。

此外，患者体重指数（BMI），6分钟步行距离（6MD）以及生活质量评估（如圣乔治呼吸问卷）亦可作为估计COPD病情严重程度的指征。

COPD病程分期：急性加重期（慢性阻塞性肺疾病急性加重）指患者出现超越日常状况的持续恶化，并需改变基础COPD常规用药者；通常在疾病过程中，短期内咳嗽、咳痰、气短和（或）喘息加重、痰量增多，呈脓性或黏液脓性，可伴发热等症状。稳定期则指患者咳嗽、咳痰、气短等症状稳定或症状轻微。

【鉴别诊断】

一、支气管哮喘

多在儿童或青少年期起病，以发作性哮喘为特征，发作时两肺布满哮鸣音，缓解后症状消失，常有家庭或个人过敏史。哮喘的气流受限多为可逆性，其支气管舒张试验阳性。

二、支气管扩张

有反复发作咳嗽、咳痰以及咯血症状。合并感染时有多量脓性痰。有肺部湿性啰音、杵状指。部分胸部X片显示肺纹理粗乱或呈卷发状，高分辨CT可见支气管扩张改变。

三、肺 结 核

可有低热、乏力、盗汗等结核中毒症状，痰检可发现结核分枝杆菌、胸部X线片检查可发现结核病灶。

四、肺 癌

有慢性咳嗽、咳痰，近期痰中可带血，并反复发生，胸部X线片及CT可发现占位病变或阻塞性肺不张或肺炎。痰细胞学检查、可屈支气管镜检查以至肺部病变活检，可有助于明确诊断。

五、其 他

如较少见的闭塞性细支气管炎，弥漫性泛细支气管炎亦需注意鉴别。

【并发症】

一、慢性呼吸衰竭

常在重症COPD急性加重时发生，COPD症状明显加重，发生低氧血症和（或）高碳酸血症，具有缺氧和二氧化碳潴留的临床表现。

二、慢性肺源性心脏病

由于COPD肺病变引起肺血管床减少及缺氧致肺动脉痉挛，导致肺动脉高压、右心室扩大和肥大，最终发生右心功能不全。

【治疗】

一、稳定期治疗

1. 教育和劝导患者戒烟；因职业或环境粉尘、刺激性气体所致者，应脱离污染的环境。

2. 支气管舒张剂 包括短期按需应用以暂时缓解症状及长期规则应用以预防和减轻症状两类。

短效β_2受体激动剂：主要有沙丁氨醇（salbutamol）气雾剂，每次100～

200μg（1～2 喷），雾化吸入，疗效持续 4～5 小时，每 24 小时不超过 8～12 喷。特布他林（terbutaline）气雾剂亦有同样作用。

短效抗胆碱药：是慢性阻塞性肺疾病常用的制剂，主要品种为异丙托溴铵（ipratropine）气雾剂，雾化吸入，起效较沙丁氨醇慢，持续 6～8 小时，每次 40～80μg（每喷 20μg），3～4 次/日。

茶碱类：缓释茶碱，每次 0.2g，早、晚各一次；或氨茶碱（aminophylline）0.1g，3 次/日。

除以上支气管扩张剂外，长效 β_2 受体激动剂尚有沙美特罗（salmeterol）、福莫特罗（formoterol）等制剂，但目前较少单独使用。

噻托溴铵为长效抗胆碱药，具有较好作用。

不同品种的支气管舒张剂联合应用可增强支气管舒张作用，减少不良反应。

3. 吸入糖皮质激素　长期规律吸入糖皮质激素仅适用于 FEV_1＜50％预计值（Ⅲ级、Ⅳ级），有临床症状，并反复急性加重的 COPD 患者，糖皮质激素和长效 β_2 受体激动剂联合制剂吸入比各自单用效果好。

4. 祛痰药　对痰不易咳出者可应用。常用药物有盐酸氨溴索（ambroxol），每次 30mg，3 次/日；或羧甲司坦（carbocisteine），每次 0.5g，3 次/日；或 N-乙酰半胱氨酸（N-acetylcysteine）等。

二、急性加重期治疗

1. 确定急性加重期的原因及病情严重程度。最多见的急性加重原因是细菌感染或病毒感染。

2. 根据病情严重程度决定门诊或住院治疗。

3. 支气管舒张剂　药物同稳定期有严重喘息症状者可给予较大剂量雾化吸入治疗，如应用沙丁氨醇 2500μg 或异丙托溴铵 500μg、或沙丁氨醇 1000μg 加异丙托溴铵 250～500μg 通过小型喷雾吸入器给病人吸入治疗以缓解症状。

4. 控制性吸氧　发生低氧血症者可鼻导管吸氧，或通过 Venturi 面罩吸氧。FiO_2＝21＋4×氧流量（L/min），公式对估计吸入氧浓度有参考价值。一般吸入氧浓度应为 28％～30％，避免因吸入氧浓度过高引起二氧化碳潴留。

5. 抗生素　当患者呼吸困难加重，咳嗽伴痰量增加、有脓性痰时，应根据预期的病原菌类型及药物敏感情况积极选用抗生素治疗。如给予 β-内酰胺类/β-内酰胺酶抑制剂；第二代头孢菌素；大环内酯类或新氟喹诺酮类等，门诊可用阿莫西林/克拉维酸、头孢呋辛 0.5g，2 次/日，或左氧氟沙星 0.2g，2 次/日；较重者可应用头孢曲松钠 2.0g 加于生理盐水 100ml 中静脉滴注，1 次/日。住院患者当根据疾病严重程度和预计的病原菌更积极的给予抗生素，一般多静脉滴注给药。

6. 糖皮质激素　对需住院治疗的急性加重期患者（如 FEV_1＜50%预计值）可考虑口服泼尼松 30～40mg/d，也可静脉给予甲泼尼龙。连续 10～14 天。

如患者有呼吸衰竭、肺源性心脏病、心力衰竭，具体治疗方法可参考相关内容。

（赵鸣武）

第四章　慢性肺源性心脏病

【概述】

慢性肺源性心脏病（chronic pulmonary heart disease）简称慢性肺心病（chronic cor pulmonale）是由肺组织、肺血管或胸廓的慢性疾病引起的肺组织结构和（或）功能异常，产生肺血管阻力增加，肺动脉压力增高，使右心扩张、肥厚，伴或不伴右心衰竭的心脏病，并排除先天性心脏病和左心病变引起者。我国引起 CCP 的主要原因为慢性阻塞性肺病（COPD），约占 81.8%。因此，COPD 的防治是减少 CCP 患者的关键。据我国北京、沈阳、湖北农村调查 102230 居民的 CCP 患病率为 4.42‰，占≥15 岁人群的 6.72‰，明显高于 20 世纪 70 年代 5254822 人群普查结果，>14 岁人群 CCP 患病率为 4.8‰。是我国呼吸系疾病的多发病、常见病致残率及病死率高，是我国重点防治的慢性病。

【临床表现】

此病发展缓慢，除在原有肺、胸疾病的临床症状和体征外，主要表现为进行性加重的心、肺功能不全及其他器官受累的症状，常常表现急性加重和缓解期交替出现。临床表现大致可分二个不同阶段的表现。

一、肺、心功能代偿期

（一）症状

咳嗽、咳痰、气促，活动后可有心悸、呼吸困难、乏力和劳动耐力下降。急性期可使上症状加重，可有发热。少有胸痛或咯血。

（二）体检

可有不同程度的发绀。肺气肿体征；桶状胸，语颤减弱；两肺听诊过清音，心界缩小，肺下界下移；听诊呼吸音减弱，偶有干湿性啰音，心音遥远，肺动脉瓣听诊还可有第二心音亢进，三尖瓣区可出现收缩期杂音或心尖搏动向剑突下移位，提示有右心室肥厚。部分病人因肺气肿使胸内压升高，阻碍腔静脉回流，可有颈静脉充盈。此期肝下界下移是膈肌下降所致。

二、肺、心功能失代偿期

（一）呼吸衰竭

1. 症状　呼吸困难加重，夜间为甚，常有头痛、失眠、食欲下降，但白天嗜睡，甚至表情淡漠，神志恍惚、谵妄、扑翼样震颤等肺性脑病的表现。

2. 体格检查　明显发绀有球结膜充血、水肿，严重时可有视网膜充血、水肿、视网膜血管扩张，视神经水肿等颅内压升高的表现。腱反射减弱或消失，锥体束征阳性。因高碳酸血症可表现为周围血管扩张，皮肤潮红，多汗。

（二）右心衰竭

1. 症状　气促更明显，心悸、食欲不振、腹胀、恶心等。

2. 体格检查　发绀更明显，颈静脉怒张，心率增快，可出现心律失常，剑突下可听到反流性收缩期杂音。肝脏肿大且有压痛，肝颈回流征阳性，下肢水肿，重者可有腹水。少数病人可出现肺水肿及全心衰竭症状。

【实验室检查】

一、X 线 征 象

1. 右肺下动脉干扩张　①横径≥15mm；②右肺下动脉横径与气管横径比值≥1.07；③经动态观察较原右肺下动脉干增宽 2mm 以上。

2. 肺动脉段凸出　其高度>3mm。

3. 中心动脉扩张和外周分支纤细　两者形成鲜明对比。

4. 圆锥部显著凸出（右前斜位 45°）或锥高≥7mm。

5. 右心室增大（结合不同体位判断）。

二、心电图检查

1. 额面平均电轴≥+90。

2. V_1 导联 R/S≥1。

3. 重度顺钟转位（V_5 导联 R/S≤1）。

4. $RV_1+SV_5>1.05mV$。

5. aVR 导联 R/S 或 R/q≥1。

6. V_1～V_4 导联呈 Qs、qr、Qr（除外心肌梗死）。

7. 肺型 P 波：①P 电压≥0.22mV，或②电压≥0.2mV 呈尖峰型，结合 P 电轴>+80°，或③当低电压时 P 电压>1/2R，呈尖峰型，结合电轴≥+90°。

8. 可有肢导联低电压。

9. 右束支传导阻滞（完全性或不完全性）。

三、超声心动图检查

1. 右心室流出道内径≥30mm。

2. 右心室内径 20mm。

3. 右心室前壁的厚度≥5.0mm，或前壁搏动幅度增强。

4. 左/右心室内径比值。

5. 右肺动脉内径≥18mm，或肺动脉干≥20mm。

6. 右心室流出道/右心房内径比值＞1.4。

7. 肺动脉瓣前叶曲线出现肺动脉高压征象者（a 波低平或 t：2mm，有收缩中期关闭征等）。

四、心电向量图检查

具有右心室及（或）右心房增大指征。

【诊断要点】

1. 有慢性呼吸系统疾病史。主要是慢性支气管炎、阻塞性肺气肿、肺结核、支气管扩张和胸廓疾病史等病史。

2. 有咳嗽、咳痰，进行性气促的临床症状。

3. 有肺气肿和（或）肺动脉高压的体征。

4. 辅助检查　X 胸片、心电图检查有一项符合诊断标准。有条件可作心电向量图，超声心电图以增加诊断可靠性。

5. 急性加重期可有发热、血白细胞和（或）中性粒细胞增高。痰培养或涂片可获得有价值的病原。具有以上 1～3 条加上 X 胸片或心电图符合诊断条件，排除其他心脏疾病即可作出诊断。

【治疗原则】

肺心病的治疗原则是：纠正缺氧和二氧化碳潴留；控制呼吸衰竭和心力衰竭；预防并发症；改善生活质量。

根据病程又可分为急性加重期和缓解期的治疗。

一、急性加重期的治疗

急性加重的主要原因是呼吸道感染。

1. 控制感染　根据痰培养细菌学及药敏试验选用抗生素或“经验”用药（参阅 COPD 及肺炎章节）。

2. 畅通呼吸道　可应用物理和药物相结合的方法促进排痰，常用药物有氨溴索、乙酰半胱氨酸。

3. 给氧 鼻导管吸氧或面罩吸氧，通常用低流量1～2L/min。

4. 舒张气管 可选用茶碱、β_2受体激动剂、胆碱能阻断剂等单用或合用。短期应用糖皮质激素（3～5天），包括甲泼尼龙、琥珀酸氢化可的松或泼尼松。

5. 控制心力衰竭 一般不需要用强心药，纠正缺氧后心力衰竭可自行减轻，如果需用洋地黄，应用快速洋地黄制剂，如毛花苷丙、西地兰。可用全量的1/3或1/2。必要时可用小量排钾利尿剂并同时合用保钾利尿剂，应防止低钠、低钾、低氯性碱中毒。

6. 预防消化道出血等常见并发症。

7. 有呼吸衰竭者纠正呼吸衰竭（参见第十三章呼吸衰竭）。

8. 纠正水、电解质平衡。

9. 及时发现和纠正心律失常。

10. 补充足够的热量。

二、非急性加重期（缓解期）的治疗

1. 教育与管理 加强对患者及有关人员对肺心病的防治知识教育，树立信心，配合治疗。

2. 戒烟或避免被动吸烟。

3. 家庭氧疗。

可用氧气瓶或制氧机供氧。

4. 支气管舒张剂的应用 可选用胆碱能阻断剂、β_2受体激动剂，茶碱、单用或合用，糖皮质激素和β_2受体激动剂吸入剂可单用或与胆碱能阻断剂合用。

5. 祛痰药 盐酸氨溴素（ambroxol）、乙酰半胱氨酸等有一定帮助。

6. 抗氧化剂 N-乙酰半胱氨酸可选用。

7. 营养支持 足够的蛋白质和维生素饮食。

8. 疫苗 多价肺炎疫苗和流感疫苗等。

9. 免疫调节剂可选择试用。

10. 中药扶正或辨证施治。

（张珍祥）

第五章　支气管扩张症

【概述】

支气管扩张症（bronchiectasis）是指支气管树的异常扩张，为一种常见的呼吸道慢性化脓性炎症。反复发作的慢性炎症和纤维沉积或纤维化修复使支气管壁毁损，导致支气管持久扩张、变形。病变主要累及中等大小支气管，病变可以广泛，也可以局限；左肺下叶最为常见。支气管扩张症，可伴有支气管大量萎陷，支气管萎陷部位远端的所有气道及肺泡均出现不张，使肺叶呈现无气状态。

引起支气管扩张的病因，分先天性和继发性两种，以继发性支气管扩张为多见。引起继发性支气管扩张的基本因素是支气管—肺脏反复感染和阻塞，两者相互影响，使支气管壁的炎症和破坏进一步加重，逐渐发展为支气管扩张。

支气管感染灶，可触发局部免疫反应，免疫反应异常将造成局部组织的进行性损害，支扩的管壁组织内有细胞介导的免疫反应发生，同时亦有体液免疫异常。

诱发因素主要包括以下几类：

1. 支气管—肺感染　百日咳、麻疹、金黄色葡萄球菌肺炎、病毒性支气管炎或结核等多种感染性疾病。

2. 支气管阻塞　吸入异物、肿瘤、黏液填塞、肺门淋巴结肿大、获得性支气管疾病。

3. 遗传性缺陷　纤毛缺陷（如纤毛不动综合征、Katagener 综合征等）α_1-抗胰蛋白酶缺陷症，囊性纤维化。

4. 免疫缺陷状态　如先天性获得性丙种球蛋白缺乏症，慢性肉芽肿病。

5. 先天性解剖学缺陷　如支气管软化、软骨缺陷、支气管囊肿等。

6. 其他　反复吸入性肺炎、Yasung 综合征、吸入有害物质等。

【临床表现】

（一）大多数支气管扩张起源于幼年期

早期临床症状不明显，随病程延长症状明显化。个别患者症状一直不显著。支气管扩张的临床特点为：

1. 咳嗽和咳痰，痰常为脓性，清晨为多，缓解期脓痰亦多不消失，未治者痰量可达100～500ml/d，可有异味和恶臭。

2. 咯血　大多数病人反复咯血，约占57%～75%，咯血量大小不等，可痰中带血至大量咯血。与病变范围和病情严重程度不一定平行。部分病人仅有咯血而无咳嗽及咳痰称干性支气管扩张。

3. 反复继发感染　其时痰量增多可伴发热、无力、食欲减退和贫血等全身症状。

4. 体检时病变区域常有持续存在的湿性啰音。反复感染及大量脓痰者常可见杵状指。

（二）肺功能改变

支气管扩张部位广泛和严重者，可导致阻塞性通气功能障碍。随着病情发展出现用力肺活量（FVC）、第一秒用力呼气容积（FEV_1）、FEV_1/FVC%，而残气容积增加。气体分布不均，严重者出现低氧血症。

（三）胸部影像学改变

支气管扩张，是一种解剖学定义，故放射线影像改变是确诊的根据。

1. 常规胸片检查　缺乏特征性改变，不能确定病变范围，常作为过筛检查。病程早期70%～100%的病人胸片可能正常。常见的X线影像有非特异性纹理增多、粗乱，轨道征（反映支气管壁增厚，支气管周围纤维化和肺泡萎陷）。若扩张的支气管内有分泌物潴留，则呈柱状增粗。由于支气管扩张常伴有间质性炎症，因此在纹理增多同时伴网状改变。如果在胸片上显示大小不等蜂窝状、圆形、卵圆形透明区，或有液平，代表囊状支气管扩张，有一定诊断价值。

2. 支气管造影　是诊断支气管扩张的金标准，能显示支气管树扩张的囊状、柱状或囊柱状阴影形态，部位及严重程度，是判断能否手术切除的重要资料。

造影时要有效果良好的麻醉，使病人较好合作。造影剂黏度要适中，能灌注到7～8级支气管，但不要进入肺泡。

本检查给病人造成一定痛苦，故主要用于手术前检查。对药物过敏、10岁以下儿童、有心肺功能不全及不拟手术者均不宜进行。

3. 胸部CT　CT能显示支气管扩张的形态、范围和程度。特别是HRCT（高分辨薄层CT）影像清晰，结果准确。

优点：安全，患者无痛苦，可充分观察两肺支气管及周围肺实质的异常，是当今支气管扩张的最佳检测方法，常可代替支气管造影做出诊断。

CT所见：基本所见为管腔扩张和管壁增厚。其表现为：

（1）柱状扩张：为增厚的环形支气管旁伴行圆形小动脉依附，支气管外径大于伴行动脉外径，此即印戒征（ring sign）支气管水平行走时呈双轨征；

（2）囊柱状支气管扩张：类似柱状，只是管径扩张程度重，管径更不规则，形似静脉曲张状或珍珠项链，常常整个支气管，包括近端气支管也扩张。

（3）囊状支气管扩张：管腔远端囊状膨大，呈成簇的囊腔，似葡萄状，合并感染时出现气液平。

支气管扩张常合并肺实质炎，也易出现肺不张，而出现相应影像。

（四）支气管镜检查

不能用于支气管扩张诊断，但它对明确阻塞或出血部位和清除分泌物有益。可用于支气管或鼻腔黏膜活检作电子显微镜检查，以证实有无纤毛运动异常。

【治疗】

支气管扩张症，其解剖学上的损害为不可逆，治疗的目的是防止病情进展，控制症状。

治疗的原则是：去除病原、促进痰液排除、控制感染、必要时手术切除。

（一）病原治疗

尽可能积极的解除诱发因素，对合并慢性鼻窦炎，慢性牙龈炎，慢性扁桃体炎者应积极根治。

（二）保持支气管通畅，积极排除痰液

可采用：

1. 体位引流　由于扩张的支气管壁弹性丧失，支气管黏膜纤毛上皮遭到破坏，纤毛活动受损，痰液排出不畅，体位引流能促使痰液排出。引流时根据病变部位采取不同的体位，要使病变位置抬高，支气管口朝下，利于痰液流入大气道而排出。引流前用生理盐水或高渗盐水雾化吸入，使痰液变稀薄，更有利于引流。

每日引流2～3次，每次15～30分钟，引流时伴以叩拍胸背，效果更好。

如痰液黏稠可应用祛痰剂，常用药物有盐酸氨溴索（ambroxol）、N-乙酰半胱氨酸、溴已新、氯化铵等。

2. 通过纤维支气管镜引痰　如患者痰液聚积，而引流不畅，可致抗炎无效，可用纤维支气管镜吸痰。必要时在支气管黏膜滴以1∶1000肾上腺素，以减轻阻塞，利于痰液吸出。吸痰次数，依病情需要而定，可数次/周。

3. 支气管扩张剂　伴有气道痉挛或其他形式的阻塞时，可用支气管扩张剂。应用氨茶碱，β_2受体兴奋剂——如沙丁胺醇、特布他林、丙卡特罗；抗胆碱药—异丙托溴胺。

（三）积极控制感染

这是支气管扩张急性感染期的主要治疗措施，选择抗生素应以痰培养结果作参考。初期常用经验性抗菌治疗。其所选抗生素应根据不同地区肺部感染菌常见种类，结合病人长期治疗情况加以选择。支气管扩张症感染病原菌种类较多，易出现混合性感染。感染菌常涉及球菌、革兰氏阴性杆菌、及厌氧菌。随着肺部感染病原学的变迁，铜绿假单胞菌亦成为重要病原体之一，应予以重视。β-内酰胺类抗生素常为首选抗生素。

积极控制感染必须与积极清除痰液相结合。长期应用抗生素对支气管扩张不利，可因抗生素选择性压力，诱发更严重的耐药菌感染。

疗程：应个体化，长短取决于感染的病原体、严重程度、治疗反应等。一般为1～3周。

抗感染另一途径是吸入或通过纤维支气管镜局部给药。

（四）外科手术治疗

是否需要外科手术切除扩张的支气管，要经一定时间的临床观察，掌握感染的频度及程度，感染发生的主要部位（如多部位支气管扩张）准确的支气管扩张准确定位基础，严格掌握手术适应证。

手术适应证：

(1) 病灶局限：限于一叶或一侧肺组织，并有反复感染。

(2) 反复大咯血者，且出血部位明确。

相对适应证：

如患者虽为多叶病变，但经长期严密观察，确定其症状的产生，主要来源于某一严重部位，即审慎行“重点切除”。

禁忌证：

(1) 双侧广泛支气管扩张，

(2) 并发肺气肿，或年老体弱，估计术后将导致呼吸功能严重损害者。

（五）大咯血的治疗

详见本书第三十章。

（六）支气管扩张感染的预防

1. 加强体质，改善营养，提高抗病能力。

2. 治疗鼻窦炎等并存症。

3. 免疫调节剂对减少反复感染可能有一定作用，常用药有，气管炎疫苗，卡介苗提取素，以及近年引入临床的大环内酯类药——红霉素时。某些中药也具祛痰、支气管扩张及免疫调节作用。

（李芬宇）

第六章　支气管哮喘

【概述】

支气管哮喘是由多种炎症细胞，如嗜酸性粒细胞、肥大细胞、T淋巴细胞、中性粒细胞，结构细胞如气道上皮细胞、气道平滑肌细胞等和细胞组分参与的气道慢性炎症性疾患。这种慢性炎症导致气道高反应性，通常出现广泛多变的可逆性气流受限，反复发作性的喘息、气急、胸闷或咳嗽等症状，常在夜间和（或）清晨发作、加剧，多数患者可自行缓解或经治疗缓解。

【临床表现】

1. 大多数哮喘起病于婴幼儿，诱发哮喘原因主要是吸入过敏原、病毒性上呼吸道感染、剧烈活动或接触某些刺激性气味。

2. 诱发哮喘的原因　包括家养猫、犬、鸟等宠物，真菌，花粉，食品添加剂（酒石黄、亚硝酸盐），职业性致敏因子，病毒性上呼吸道感染，异体蛋白（鱼、虾、蟹、鸡蛋、牛肉）、芝麻、腰果，香烟烟雾，剧烈运动，吸入冷空气，气候剧烈变化（寒冷、低气压），药物（普萘洛尔、阿司匹林类），月经前期，胃食管反流，杀虫剂（DDV、蚊香），来苏儿，油漆，汽油，涂料，化妆品，厨房内油烟。

职业性哮喘：某些哮喘患者的哮喘发作或加剧与其职业有关，临床上称之为职业性哮喘。现阶段我国职业性哮喘诊断标准规定的范围包括：①异氰酸酯类；②苯酐类；③胺类；④铂复合盐类；⑤剑麻。详见职业病有关职业性哮喘一章。

3. 部分患者起病可出现发作先兆如：流清鼻涕、频繁喷嚏、鼻咽部发痒、眼部发痒、胸闷。

4. 哮喘严重程度不同的患者临床表现可有很大差异，典型哮喘发作为呼气性呼吸困难，表现为气憋、喘息，轻者表现为胸闷或顽固性咳嗽（咳嗽变异性哮喘）。

5. 大多数哮喘患者发作具有明显昼夜节律，即夜间或清晨发作或加剧。

6. 某些哮喘患者哮喘发作具有季节规律，如过敏性哮喘常在夏秋季发作。

7. 早期患者脱离过敏原后症状可以迅速缓解，或给予正规治疗后缓解。典型发作者双肺可闻及散在或弥漫性以呼气相为主的哮鸣音，不同程度的急性发作体征可有很大差异。

【诊断标准】

1. 反复发作喘息、气急、胸闷或咳嗽，多与接触变应原、冷空气、物理或化学性刺激、病毒性上呼吸道感染、剧烈运动等有关。

2. 发作时在双肺可闻及散在或弥漫性，以呼气相为主的哮鸣音，呼气相延长。

3. 上述症状可经治疗缓解或自行缓解。

4. 症状不典型者（如无明显喘息或体征）应至少具备以下一项试验阳性：①支气管激发试验或运动试验阳性；②支气管舒张试验阳性［一秒钟用力呼气容积（FEV_1）增加12%以上，且 FEV_1 增加绝对值>200ml］；③最大呼气流量（PEF）日内变异率或昼夜波动率≥20%。

5. 除外其他疾病所引起的喘息、气急、胸闷和咳嗽。

符合1、2、3、5条者或4、5条者可诊断为支气管哮喘。根据哮喘发作规律和临床表现，哮喘可分为急性发作期、慢性持续期及缓解期。

【哮喘急性发作时的治疗】

哮喘急性发作时病情严重度的判别：

对于哮喘患者来说，确定哮喘诊断后还必须对其病情严重程度作出客观准确的判断，以便制订治疗方案。

哮喘急性发作时病情严重程度的分级：系指对本次哮喘发作的严重程度进行判别，判断标准见表6-1。

治疗原则及方案：

哮喘急性发作时应根据病情严重程度及治疗反应决定治疗方案，目的在于尽快缓解症状，解除气流受限和低氧血症。

轻度：

1. 吸入速效 $β_2$ 受体激动剂：必要时吸入 $β_2$ 受体激动剂，如沙丁胺醇、特布他林气雾剂1～2喷，如果吸入 $β_2$ 受体激动剂后 PEF 高于其正常预计值或最佳值80%，且疗效维持4个小时，则可以每隔3～4小时吸入一次。

2. 口服控释型茶碱类0.1～0.2g，2次/日。

3. 口服抗白三烯药物，如孟鲁司特钠10mg，1次/日。

4. 吸入肾上腺糖皮质激素，如二丙酸倍氯米松250～500μg/d，或吸入相当剂量的布地奈德或氟替卡松。

5. 如有夜间哮喘可加用含有糖皮质激素和长效 $β_2$ 受体激动剂的联合制剂或抗胆碱能药物（异丙托溴铵）。

中度：

1. 吸入速效 $β_2$ 受体激动剂，如沙丁胺醇或特布他林气雾剂。第一小时内每20分钟吸入2～4喷，以后每1～2小时吸6～10喷。

表 6-1 哮喘急性发作期分度的诊断标准

临床特点	轻度	中度	重度	危重
气短	步行、上楼时	稍事活动	休息时	
体位	可平卧	喜坐位	端坐呼吸	
讲话方式	连续成句	单词	单字	不能讲话
精神状态	可有焦虑尚安静	时有焦虑或烦躁	常有焦虑烦躁	嗜睡或意识模糊
出汗	常无	有	大汗淋漓	
呼吸频率	轻度增加	增加	常>30 次/分	
辅助呼吸肌活动及三凹征	常无	可有	常有	胸腹矛盾运动
哮鸣音	散在，呼吸末期	响亮、弥漫	响亮、弥漫	减弱、乃至无
脉率	<100 次/分	100～120 次/分	>120 次/分	脉率变慢或不规则
奇脉	无，<10mmHg	可有，10～25mmHg	常有，>25mmHg	无，提示呼吸肌疲劳
使用 β_2 激动剂后 PEF 预计值或个人最佳值%	>80%	60%～80%	<60%或<100L/min 或作用时间<2h	
PaO_2（吸空气）	正常	≥60mmHg	<60mmHg	
$PaCO_2$	<45mmHg	≤45mmHg	>45mmHg	
SaO_2（吸空气）	>95%	91%～95%	≤90%	
pH				降低

2. 肾上腺糖皮质激素吸入，如二丙酸倍氯米松 500～1000μg/d，或吸入相当剂量的布地奈德或氟替卡松，或含有糖皮质激素和长效 β_2 受体激动剂的联合制剂，如无效可改用口服糖皮质激素（泼尼松 10～30mg/d）。

3. 口服控释型茶碱类，剂量同轻度。

4. 口服抗白三烯药物，剂量同轻度。

5. 联用 M 胆碱受体阻断剂吸入，溴化异丙托品 1～2 喷，2～3 次/日。

6. 夜间哮喘者可用控释型茶碱或长效 β_2 受体激动剂或 M 胆碱受体阻断剂。

重度：

1. β_2 受体激动剂　沙丁胺醇溶液 0.25～0.5ml+0.9%氯化钠溶液 2.5ml 雾化吸入，或以沙丁胺醇溶液 1～2ml+0.9%氯化钠溶液稀释至 100ml，通过呼吸机上的雾化装置以 1～2mg/h 速度吸入，可根据需要间断给药（每 4 小时一次）。

2. 氨茶碱　首次负荷剂量 5～6mg/kg 缓慢静脉注射（20～30 分钟），或静脉滴注，继之以 0.5～0.8mg/(kg·h) 速度维持静脉滴注，共 2～3 天。老年人、充血性心力衰竭或肝功能损害者应用 1/2～1/3 剂量，如有条件单位可以进行茶碱浓度监测，如同时应用大环内酯类、H_2 受体拮抗剂、喹诺酮类药物时，茶碱剂量应酌减，有条件单位应监测其血药浓度。

3. 肾上腺糖皮质激素　氢化可的松首次剂量 200～300mg 静注，继之维持静点，最初 24 小时内总剂量为 400～1000mg 或选用甲泼尼龙每次 40～80mg，2 次/日，临床缓解后改口服泼尼松 30～60mg/d 维持治疗。

4. 氧疗　及早吸入较高浓度氧气（2～4L/min、FiO_2＞0.5），并随时调节，使 PaO_2 达 60mmHg 以上，并注意有效湿化。

5. 纠正酸中毒　如 pH＜7.20 或体循环衰竭时，可考虑静脉输注 5％碳酸氢钠 1～2mg/kg。

6. 维持水电解质平衡　根据临床情况，包括进食量多少、尿量、皮肤及呼吸道失水情况、心肾功能决定每日入量。

7. 机械通气　必要时实施机械通气，具体指征及策略参见《临床技术操作规范》一书。

【慢性哮喘的治疗】

首先应当对哮喘患者控制水平进行评估，具体指标和标准见表 6-2。

表 6-2　哮喘控制水平分级

	完全控制（满足以下所有条件）	部分控制（在任何一周内出现以下事件）	未控制（在任何一周内出现以下事件）
白天症状	无（或≤2 次/周）	＞2 次/周	
活动受限	无	有	
夜间症状/憋醒	无	有	在任何一周内出现 3 种或以上部分控制症状
需要使用缓解药物次数	无（或≤2 次/周）	＞2 次/周	
肺功能（PEF 或 FEV_1）	正常	＜预计值（或本人最佳值）的 80％	
急性发作	无	超过每年 1 次	在任何一周内出现 1 次

治疗：

对于慢性哮喘患者应当根据患者的病情严重程度，特别是哮喘控制水平制订长期治疗方案，之后进行评估、随访，根据控制水平调整治疗方案。哮喘药物的选择既要考虑药物的疗效及其安全性，也要考虑患者的实际情况，如经济收入和当地的医疗资源等。哮喘患者长期治疗方案可分为 5 个级别（表 6-3）。

表 6-3 根据哮喘病情控制分级制定治疗方案

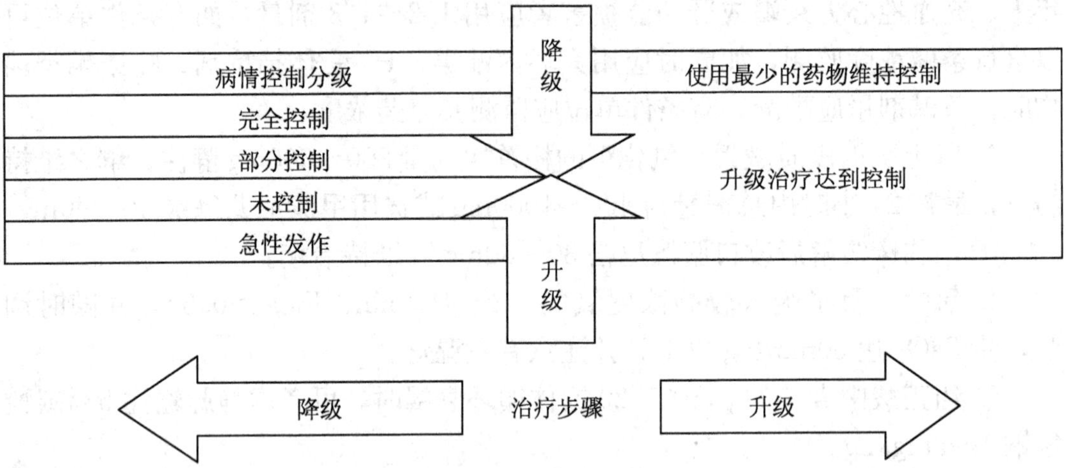

步骤 1	步骤 2	步骤 3	步骤 4	步骤 5
哮喘教育、环境控制				
按需使用短效 $β_2$ 受体激动剂	按需使用短效 $β_2$ 受体激动剂			
控制性药物	选用一种	选用一种	加用一种或以上	加用一种或两种
	低剂量的 ICS*	低剂量的 ICS 加 LABA♣	中、高剂量的 ICS 加 LABA	口服最小剂量的糖皮质激素
	白三烯调节剂	中高剂量的 ICS	或白三烯调节剂	抗 IgE 治疗
		低剂量的 ICS 加白三烯调节剂	或缓释茶碱	
		低剂量的 ICS 加缓释茶碱		

注：* 吸入性糖皮质激素

♣长效 $_2$ 受体激动剂

对以往未经规范治疗的初诊哮喘患者可选择第 2 步治疗方案，若哮喘患者病情较重，应直接选择第 3 步治疗方案。从第 2 步到第 5 步的治疗方案中都有不同的哮喘控制药物可供选择。而在每一步中都应该按需使用缓解药物，以迅速缓解哮喘症状。

如果使用的该治疗方案不能够使哮喘得到有效控制，应该升级治疗直至达到哮喘控制为止。当哮喘控制并维持至少 3 个月后，治疗方案可以降级。推荐的减量方案：①单独吸入中-高剂量吸入糖皮质激素的患者，将吸入糖皮质激素剂量减少 50%；②吸入糖皮质激素和长效 $β_2$ 受体激动剂联合用药的患者，先将吸入激素剂量减少 50%，长效 $β_2$ 受体激动剂剂量不变，当达到最低剂量联合治疗水平时，可选择改为1次/日联合用药或停用长效β_2受体激动剂，单用吸入激素治疗。若患者使用最低剂量控制药物达到哮喘控制1年，并且哮喘症状不再发作，可考虑停用药物治疗。通常情况下，患者在初诊后1～3个月随访，以后每3个月随访一次。如出现哮喘发作时，应在2周至1个月内进行随访。

各地可根据当地的药物供应情况及经济水平适当灵活掌握。

（何权瀛）

第七章　弥漫性泛细支气管炎

【概述】

弥漫性泛细支气管炎（diffuse panbronchiolitis，DPB）是一种与人种和遗传因素有关的发病机制不明的肺部弥漫性疾病。最早在日本发现，中国（包括台湾），韩国等国家与地区都有病例报告。早在 1969 年日本学者就从病理形态角度对作为一独立疾患的 DPB 有了较详尽的描述，但直到 1983 年才得到英文医学刊物的承认，其原因之一就是欧美人十分罕见有 DPB。

在大环内酯疗法发现以前，一旦出现呼吸衰竭，DPB 的五年生存率只有 5%左右，自 20 世纪 80 年代在日本广泛开展大环内酯疗法后，其 5 年生存率已提高到 95%，大环内酯疗法的发现，使 DPB 从不治之症变为可治之症，也更加引起相关国家对 DPB 的重视。大环内酯的疗效是偶然机会发现的，与 DPB 的发病机制相同，大环内酯疗效的产生机制亦尚不明了，但目前多认为与其抗感染作用关系不大，而更可能来自其抗炎作用。

日本在全国范围内开展了 DPB 发病率的调查，结果为 11.1/10 万。我国 1996 年报告了首例有病理检查证实的 DPB，至今已有数十例报告，但 DPB 在国内的流行情况目前仍不清楚。DPB 是一种对人类健康威胁很大的疾病，能否得到及时、正确的诊断和治疗与患者的预后关系十分密切，因而广大医务人员应对该病有所认识。

【诊断】

该病多累及成人，无明显性别差别，患者可有类似慢性支气管炎，支气管扩张的临床表现，晚期病例可出现反复肺部感染与进行性呼吸困难，80%以上患者同时患有或曾患有慢性鼻窦炎。

典型的 DPB 有独特的病理形态学改变，但如果采取经支气管镜肺活检（TBLB）的方法只有 1/3 左右阳性率，只有开胸肺活检才能有较高的阳性率。鉴于我国已有较多病例报告，积累了相当的临床经验，故建议作为临床诊断不要求做肺活检。

目前我国尚没有建立统一公认的 DPB 诊断标准，参照日本厚生省制定的标准并结合我国的临床实践，仅提出以下临床诊断标准供参考：

1. 持续性咳嗽、咳痰及活动后气短，胸部可能听到干湿啰音。

2. X线胸片见两肺弥漫性小结节影，肺部CT示结节为小叶中心型。

3. 肺功能表现为慢性阻塞性通气功能障碍，FEV_1 及 FEV_1/VC 降低，但弥散功能（DLCO）一般正常。

4. 合并有或曾患有鼻窦炎。

5. 血冷凝集效价≥1∶64（治疗前）。

6. 十四、十五元环大环内酯抗生素治疗有效。

同时满足上述6项标准可确立临床诊断，满足上述1、2、3、6项标准为可疑DPB。

DPB的临床与肺功能改变与COPD和支气管扩张非常相似，事实上也可以把DPB看成是有特殊原因与特效治疗方法的COPD。二者的主要区别是CT上DPB存在着两肺弥漫性小叶中心型结节，而COPD没有。

【鉴别诊断】

临床上尚有许多疾病可导致两肺弥漫性结节，如肺尘埃沉着病、粟粒性肺结核、支气管肺泡癌、血行播散型肺癌、结节病等，需注意鉴别。

【治疗】

如前所述十四元环（如红霉素、克拉霉素、罗红霉素等）及十五元环（阿奇霉素）大环内酯抗生素对DPB有效，但其作用机制尚不清楚。十四元环疗效肯定，十五元环观察病例尚少，十六元环药物已被证实无效。

大环内酯对DPB的疗效与其抗感染作用关系不大，晚期DPB患者多合并有铜绿假单胞菌等细菌感染，应同时有针对性地应用抗感染药物，出现低氧血症、呼吸衰竭时亦应对症治疗。

参照日本长期大样本的资料与我国的临床经验，推荐大环内酯疗法的剂量与疗程如下：

如选用红霉素400～600mg/d，一般在2～3个月内收到明显疗效，对于诊断明确的患者最少用药6个月，在症状缓解、实验室检查结果稳定后的6～12个月内试验停药，平均疗程24个月，停药后一旦病情复发可以再重复用药。大约有10%左右患者大环内酯疗法无效，其原因尚不清楚。

因大环内酯疗法疗程较长，应注意与药物有关的副作用，特别是对大环内酯过敏者或原有肝功能不良者。如患者对红霉素的耐受性差，可选用克拉霉素、罗红霉素等，也有个别病例报告红霉素无效者改用克拉霉素有效。

（刘又宁）

第八章 肺 炎

第一节 社区获得性肺炎

【概述】

社区获得性肺炎（community-acquired pneumonia，CAP）指在医院外环境中由于微生物入侵引起的肺部炎症，包括在社区受感染而处于潜伏期，因其他原因住院后发病者。

虽然抗微生物化学治疗、支持治疗和重症监护不断进步，但是CAP仍然是一种高发病率和高病死率的疾病。影响CAP发病和预后因素很多，临床病情轻重差别很大。认真评价这些因素和病情严重程度是决定最初治疗及是否住院的基本依据。我国幅员辽阔，各地情况存在差距，在CAP处理上应结合当地细菌耐药监测资料和可利用的卫生资源状况作出选择，但其基本要点和程序必须遵循。

【临床表现】

1. CAP大多呈急性起病，但可以因病原体、宿主免疫状态和并发症、年龄等不同而有差异。

2. 咳嗽是最常见症状，大多伴有咳痰；常有呼吸困难，胸痛的发生率随年龄增长而减少；而呼吸加快的发生率随增龄而增加；咯血在CAP并不少见。免疫低下宿主肺炎的临床表现受免疫损害类型及其程度等因素影响，如中性粒细胞减少者肺部炎症反应受抑，呼吸道症状很少或缺如。

3. 全身症状　绝大多数有发热和寒战，但随年龄增长而减少。部分患者出现高热。乏力很常见，其他常见症状有出汗、头痛、肌肉酸痛、厌食。相对少见症状有咽痛、恶心、呕吐、腹泻等。老人肺炎呼吸道症状少，而以精神不振、神志改变、活动能力下降和心血管方面改变为主。

4. 体征　常呈热性病容，重者有呼吸急促、发绀。典型者胸部检查可有患侧呼吸运动减弱、触觉语颤增强、叩诊浊音、听诊闻及支气管呼吸音或支气管肺泡呼吸音，可有湿啰音。如果病变累及胸膜可闻及胸膜摩擦音，出现胸腔积液则有相应体征。注意胸部体征常随病变范围、实变程度、累及胸膜与否等情况而异。心率通常加快，如并发中毒性心肌病变则可出现心音低钝、奔马律、心律失常和周围循环衰竭。老年人心动过速比较常见。军团菌病和动物源性非典型病原体肺炎，如 Q 热和鹦鹉热支原体肺炎时可有相对缓脉。

5. X 线征象 影像学形态表现为肺部浸润性病变，呈云雾状、片状或斑片状，充分实变时可见支气管充气征。分布可以是全叶的，亦可仅涉及段或亚段，或呈多叶段分布。有时病变呈现细支气管腺泡渗出，以两下肺为主，称为支气管肺炎，多见于老年和伴随严重基础疾病如 COPD 患者。其他 X 线表现尚可有间质性改变、粟粒或微结节改变、团块状改变、空洞形成等，但均少见。不同病原体所致肺炎其 X 线可以有不同表现。

【诊断要点】

确定肺炎初步临床诊断可依据：

(1) 发热≥38℃；

(2) 近期出现的咳嗽、咳痰，或原有呼吸道症状加重，并出现脓痰，伴或不伴胸痛；

(3) 肺部实变体征和（或）湿性啰音；

(4) WBC＞10×10^9/L，中性粒细胞百分比增高，伴或不伴核左移；

(5) X 线上新出现或进展性肺部浸润性病变。

⑤＋①～④中任何 1 条。

1. 注意事项老年人和免疫低下患者应用上述诊断标准时应注意，前者罹患 CAP 其发热和呼吸道症状可以不明显，而突出表现为神志或精神状态以及心血管系统的方面改变，应及时行 X 线检查；后者并发 CAP 时发热可以是唯一表现，应严密动态观察，及早作影像学和动脉血气检查。

2. 传统非典型肺炎（肺炎支原体、肺炎衣原体和军团菌所致肺炎）无特异性表现，单纯依据临床和 X 线表现不足以诊断。但综合症状、体征和实验室检查可以作出临床诊断，并进行经验性抗菌治疗和进一步选择实验室检查。

(1) 肺炎支原体肺炎和肺炎衣原体肺炎：年龄＜60 岁、无基础疾病、社区或家庭中发病、剧咳少痰、胸部体征很少，血白细胞正常，X 线显示毛玻璃状或病灶变化迅速。

(2) 军团菌肺炎：急性起病、发热、意识改变或脑病、腹痛或伴腹泻、相对缓脉、显微镜血尿、肾功能损害、低钠血症、低磷酸盐血（PO^{2-}）症、一过性肝功能损害、β-内酰胺类治疗无效。

【鉴别诊断】

初步确定 CAP 诊断后必须继续随访和动态观察，补充和完善各项诊断检查，以排除某些特殊病原体所致肺炎如传染性非典型肺炎（SARS）、肺结核、肺真菌病、肺寄生虫病和“模拟”肺炎的非感染性肺部疾病（如肺部肿瘤、肺不张、肺水肿、肺栓塞、肺嗜酸性粒细胞浸润症、肺间质性疾病特别是隐源性机化性肺炎，肺血管炎和肺肉芽肿病等）。

1. 病情严重程度评价和住院决策　可以根据患者临床情况，即病情轻重决定是否住院治疗。

CURB-65 评分：包括新出现意识不清（confusion，C）、血尿素（uremia，U）＞7mmol/L、呼吸频率（respiration，R）≥30 次/分、血压（blood pressure，P）＜90/60mmHg、65（年龄＞65 岁）5 项指标，每项 1 分。凡≥2 分的患者均需住院治疗。简化评分法可不测定尿素（CRB-65），更适合基层医疗机构。此法简便适用，对估计预后很有帮助。

2. 病原学诊断　确定诊断的同时或其后应尽可能明确病原学诊断以便指导治疗，具体方法及注意事项可参考《临床技术操作规范》一书。

【治疗原则及方案】

一、治疗原则

1. 及时经验性抗菌治疗　在完成基本检查以及病情评估后应尽快给予经验性抗菌治疗。药物选择的依据：CAP 病原谱的流行学分布和当地细菌耐药监测资料、临床病情评价、抗菌药物理论与实践知识（抗菌谱、抗菌活性、药动学/药效学、剂量和用法、不良反应、药物经济学）和治疗指南等。宿主的特定状态可能增加对某些病原体的易感性（表 8-1），而某些细菌亦有各自特定易感危险因素（表 8-2），这些都是经验性抗菌治疗选择药物的重要参考。抗菌治疗时应考虑我国各地社会经济发展水平等多种因素。在获得可靠的病原学诊断后应及时调整治疗方案。

表 8-1　宿主特定状态下 CAP 患者易感染的病原体

状态或并发症	易感染的特定病原体
酗酒	肺炎链球菌（包括耐药的肺炎链球菌）、厌氧菌、肠道革兰阴性杆菌、军团菌属
COPD/吸烟者	肺炎链球菌、流感嗜血杆菌、卡他莫拉菌
居住在养老院	肺炎链球菌、肠道革兰阴性杆菌、流感嗜血杆菌、金黄色葡萄球菌、厌氧菌、肺炎衣原体、结核分枝杆菌
患流感	金黄色葡萄球菌、肺炎链球菌、流感嗜血杆菌
接触鸟类	鹦鹉热衣原体、新型隐球菌
疑有吸入因素	厌氧菌
结构性肺病（支气管扩张、肺囊性纤维化、弥漫性泛细支气管炎等）	铜绿假单胞菌、洋葱伯克霍尔德菌、金黄色葡萄球菌
近期应用抗生素	耐药的肺炎链球菌、肠道革兰阴性杆菌、铜绿假单胞菌

表 8-2　某些细菌易感的危险因素

特定细菌	危险因素
耐药的肺炎链球菌	年龄大于 65 岁；近 3 个月内应用过 β-内酰胺类抗生素治疗；酗酒；多种临床并发症；免疫抑制性疾病（包括应用糖皮质激素治疗）；接触日托中心的儿童
军团菌属	吸烟；细胞免疫缺陷：如移植患者；肾衰竭或肝功能衰竭；糖尿病；恶性肿瘤
肠道革兰阴性杆菌	居住在养老院；心、肺基础病；多种临床并发症；近期应用过抗生素治疗
铜绿假单胞菌	结构性肺疾病（如支气管扩张、肺囊性纤维化、弥漫性泛细支气管炎等）；糖皮质激素应用（泼尼松＞10mg/d）；过去 1 个月中广谱抗生素应用＞7 天；营养不良；外周血中性粒细胞计数＜1×10^9/L

2. 重视病情评估和病原学检查　应力争在初始经验性治疗 48～72 小时后进行病情评价。有效治疗反应首先表现为体温下降，呼吸道症状有所改善，白细胞计数恢复和 X 线胸片病灶吸收一般出现较迟。如症状明显改善，可维持原有治疗。如经过通常有效的抗菌治疗 48～72 小时或更长时间，临床或影像学仍无明显改善，应注意分析其原因：

其原因包括：①治疗不足，治疗方案未覆盖重要病原体（如金黄色葡萄球菌、假单胞菌）或细菌耐药；②少见病原体（结核杆菌、真菌、肺孢子菌、肺吸虫等）；③出现并发症（感染性或非感染性）；④非感染性疾病。如果经过评估认为治疗不足可能性较大时，可以更改抗菌治疗方案再作经验性治疗，倘若经过一次更换方案仍无效，则应进一步拓展思路寻找原因并选择相关检查，如 CT、侵入性采样、免疫学或分子生物学检查，或进行非感染性疾病的有关检测以及肺活检等。

3. 初始经验性治疗要求覆盖 CAP 最常见病原体　推荐 β-内酰胺类联合大环内酯类或单用呼吸喹诺酮（左氧氟沙星、莫西沙星）。

4. 轻中度 CAP 提倡门诊治疗，某些需要住院者应在临床病情改善后将静脉抗生素治疗转为口服治疗，并早期出院。

5. 抗菌治疗疗程视病原体决定　肺炎链球菌和其他细菌肺炎一般疗程 7～10 天，短程治疗可缩短为 5 天。肺炎支原体和肺炎衣原体肺炎 10～14 天；免疫健全宿主军团菌病 10～14 天，免疫抑制宿主则应适当延长疗程。决定疗程需参考基础疾病、药敏及临床病情严重程度等综合考虑。

6. 支持治疗　重症 CAP 时维持正常的呼吸循环以及营养支持均十分重要。必须保持呼吸道通畅。

二、治　　疗

1. 初始经验性抗菌治疗推荐药物见表 8-3。

表 8-3 不同人群 CAP 的初始经验性治疗的推荐

	常见病原体	初始经验性治疗的抗菌药物选择
青壮年、无基础疾病患者	肺炎链球菌、肺炎支原体、流感嗜血杆菌、肺炎衣原体等	①青霉素类（青霉素 G、阿莫西林等）；②多西环素（强力霉素）；③大环内酯类；④第一代或第二代头孢菌素；⑤喹诺酮类（如左氧氟沙星、莫西沙星等）
老年人或有基础疾病患者	肺炎链球菌、流感嗜血杆菌、需氧革兰阴性杆菌、金黄色葡萄球菌、卡他莫拉菌等	①第二代头孢菌素（头孢呋辛、头孢丙烯、头孢克罗等）单用或联合大环内酯类；②β-内酰胺类/β-内酰胺酶抑制剂（如阿莫西林/克拉维酸、氨苄西林/舒巴坦）单用或联合大环内酯类；③喹诺酮类
需入院治疗、但不必收住 ICU 的患者	肺炎链球菌、流感嗜血杆菌、混合感染（包括厌氧菌）、需氧革兰阴性杆菌、金黄色葡萄球菌、肺炎支原体、肺炎衣原体、呼吸道病毒等	①静脉注射第二代头孢菌素单用或联合静脉注射大环内酯类；②静脉注射呼吸喹诺酮类；③静脉注射 β-内酰胺类/β-内酰胺酶抑制剂（如阿莫西林/克拉维酸、氨苄西林/舒巴坦）单用或联合静脉注射大环内酯类；④头孢噻肟、头孢曲松单用或联合静脉注射大环内酯类
入住 ICU 的重症患者		
A 组：无铜绿假单胞菌感染危险因素	肺炎链球菌、需氧革兰阴性杆菌、嗜肺军团菌、肺炎支原体、流感嗜血杆菌、金黄色葡萄球菌等	①头孢曲松或头孢噻肟联合静脉注射大环内酯类；②静脉注射呼吸喹诺酮类联合氨基糖苷类；③静脉注射 β-内酰胺类/β-内酰胺酶抑制剂（如阿莫西林/克拉维酸、氨苄西林/舒巴坦）联合静脉注射大环内酯类；④厄他培南联合静脉注射大环内酯类
B 组：有铜绿假单胞菌感染危险因素	A 组常见病原体+铜绿假单胞菌	①具有抗假单胞菌活性的 β-内酰胺类抗生素（如头孢他啶、头孢吡肟、哌拉西林/他唑巴坦、头孢哌酮/舒巴坦、亚胺培南、美罗培南等）联合静脉注射大环内酯类，必要时还可同时联用氨基糖苷类；②具有抗假单胞菌活性的 β-内酰胺类抗生素联合静脉注射喹诺酮类；③静脉注射环丙沙星或左氧氟沙星联合氨基糖苷类

2. 对症治疗 包括退热、止咳、化痰，缺氧者吸入氧气。

3. 并发症的处理 合并胸腔积液者如积液量较多，症状明显者可抽液治疗。

（何礼贤）

第二节 医院获得性肺炎

【概述】

医院获得性肺炎（hospital acquired pneumonia，HAP；nosocomial pneumonia，NP）是指在入院≥48 小时后在医院内发生的肺炎，包括在医院内获得感染而于出院后 48h 内发病的肺炎。HAP 最常见和最严重的类型是呼吸机相关肺炎（ventilator-associated pneumonia，VAP），它是指气管插管/切开（人工气道）和机械通气（mechanical ventilation，MV）后 48～72 小时发生的肺炎。发病时间<5 天者为早发性 HAP 或 VAP，≥5 天者为晚发性 HAP 或 VAP，二者在病原体分布和治疗上有明显区别。

HAP 在我国是第一位的医院感染，HAP 的高发病率、高病死率和高医疗资源消耗造成损失巨大，应贯彻治疗与预防并重，而规范医疗行为有助于减少 HAP 和降低医疗资源消耗。

【临床表现】

1. 急性起病为主，但因应用糖皮质激素/免疫抑制剂或因基础疾病导致机体反应性削弱者，起病可以比较隐匿。

2. 呼吸道症状 咳嗽、脓痰为基本症状，但也常因咳嗽反射受抑制而很少表现咳嗽和咳脓痰。在接受 MV 患者可以仅表现为发绀加重、人机不协调等。

3. 全身症状和肺外症状 发热最常见，亦因人而异。重症 HAP 患者可以并发急性肺损伤和急性呼吸窘迫综合征以及合并左心衰竭、肺栓塞等。在接受 MV 患者一旦发生肺炎容易并发间质性气肿、气胸。

4. 体征 HAP 患者可有肺实变体征和湿啰音，但视病变范围和类型而定。VAP 患者则因人工通气的干扰致体征不明显或不典型。

5. 影像学表现 显示肺泡浸润和实变，范围或大或小，有的仅表现为支气管肺炎。VAP 患者可以因为 MV 肺泡过度充气使浸润和实变阴影变得对比不强，也可以因为合并肺损伤、肺水肿或肺不张等而变得难以辨认。

【诊断要点】

1. 肺炎初步诊断的确定

HAP 初步临床诊断可依据：

（1）新出现或进展性肺部浸润性病变；

（2）发热>38℃；

（3）近期出现的咳嗽、咳痰，或原有呼吸道症状加重，并出现脓痰，伴或不伴胸痛；

（4）肺部实变体征和（或）湿性啰音；

（5）WBC>10×10^9/L，中性粒细胞百分比增高，伴或不伴核左移；

临床诊断标准：①+②～⑤任何 1 条。

说明：

（1）肺部实变体征和（或）湿啰音对于 VAP 的诊断意义较小。

（2）X线征象诊断HAP特异性较低，同时正压通气模式对肺部影像学表现可能产生一定不良影响。

（3）接受MV患者出现气道脓性分泌物而X线阴性，临床上不一定诊断肺炎，可诊断为化脓性气管—支气管炎。

2. 危险因素和病情评估

（1）发病与预后危险因素：影响HAP发病和预后的危险因素如表8-4所示。

表8-4 MV和非MV患者HAP的危险因素

危险因素	MV	非MV	共同
MV持续时间	√		
慢性肺部疾病			√
基础疾病严重程度			√
上腹部或胸部手术			√
手术持续时间		√	
年龄			√
性别		√	
营养不良或低蛋白血症		√	
免疫抑制剂治疗		√	
意识障碍程度		√	
咳嗽反射削弱或分泌物潴留		√	
住院持续时间		√	
严重颅脑外伤或颅内高压	√		
大量误吸		√	
鼻胃管			√
神经肌肉疾病		√	
头颅外伤后巴比妥治疗	√		
抗酸剂治疗或胃pH升高	√		
胃内容物吸入	√		
自行拔管后重新插管	√		
更换呼吸机气路管道＜48h	√		
先期抗生素治疗	√		
支气管镜检查	√		
休克	√		
钝器伤	√		
应激性溃疡伴肉眼出血	√		

（2）与病原学分布相关的危险因素

金黄色葡萄球菌：昏迷、头部创伤、近期流感病毒感染、糖尿病、肾衰竭。

铜绿假单胞菌：长期住 ICU、长期应用糖皮质激素、先期抗生素应用、支气管扩张症、粒细胞缺乏、晚期 AIDS。

军团菌：应用糖皮质激素、地方性或流行性因素。

厌氧菌：腹部手术、可见的吸入。

（3）多耐药致病菌（MDR）危险因素：MDR 细菌感染不仅使治疗难度增加，而且显著影响患者预后。临床诊断时必须收集和评价是否存在 MDR 危险因素。主要包括：①近 3 个月内使用过抗菌药物；②住院时间≥5 天；③所在社区或医院病房存在高发耐药菌；④家庭成员携带 MDR；⑤免疫抑制（疾病或药物所致）。

（4）严重程度评价：关于重症 HAP、VAP 界定标准可以参考重症 CAP 标准。

3. 病原学诊断：可以参考《临床技术操作规范》。

【治疗原则和方案】

1. 治疗原则

（1）及时开始经验性抗菌治疗。与 CAP 相比，在 HAP 抗菌治疗上更需要根据病原学诊断进行针对性治疗，但获得特异性诊断前的初始治疗必然是经验性的，而且部分患者始终难以确立病原学诊断，抗菌治疗也只能是经验性的。必须强调：①开始或更换抗菌药物治疗前应尽可能采集病原学诊断标本，并立即送检；②凡临床拟诊 HAP 或 VAP 患者均应尽早开始经验性抗菌治疗。

（2）区别早发与晚发及有无 MDR 危险因素正确选择抗菌药物。早发性 HAP、VAP 的病原菌与 CAP 相近，多为敏感菌，初始经验性治疗一般不需要选择广谱抗菌药物或联合用药。晚发性和重症 HAP 特别是 VAP 常见病原菌为铜绿假单胞菌、不动杆菌和耐甲氧西林金黄色葡萄球菌（MRSA）以及产超广谱 β-内酰胺酶（ESBLs）肠杆菌科细菌，初始经验性抗菌治疗应覆盖这些 MDR 细菌。通常采用联合药物治疗。采自下呼吸道分泌物标本在接种培养的同时作涂片革兰染色镜检如发现 G^+ 球菌，有助于就联合糖肽类抗菌药物作出决策。

（3）尽早将经验性治疗转为针对性治疗。在 24～48 小时后病原学诊断一旦确立，即应改为针对性治疗，以缩窄抗菌谱，防止长时间应用广谱或超广谱抗菌治疗，增加细菌耐药的选择性压力。

（4）结合临床正确评价呼吸道标本所分离病原体的临床意义。除器官移植、粒细胞缺乏等严重免疫低下患者外，痰标本分离到念珠菌不必加用抗真菌治疗。若直接自下呼吸道应用防污染技术或BAL采集标本分离到念珠菌，则应结合临床考虑，必要时应予重复采样。

（5）必须考虑患者免疫状态。免疫抑制特别是细胞免疫抑制患者特殊病原体感染率高，需要在确定病原学诊断前提下选择针对性抗微生物治疗。但在实体器官移植和造血干细胞移植患者早期（<1个月）HAP或VAP仍以细菌性感染为主，抗菌治疗与一般患者相同。如果患者没有预防性使用抗真菌和抗病毒药物，则应结合临床病情和相关检测结果，联合抗真菌或抗病毒药物治疗。

（6）按照抗菌药物的药动学/药效学（PK/PD）原则选择药物以及给药方案（剂量、给药次数、静脉给药的持续时间）。

（7）根据感染病原菌和治疗反应确定抗菌治疗的合理疗程。如果不是非发酵菌（铜绿假单胞菌、不动杆菌等）感染，初始经验性治疗确当，治疗反应良好（生命体征稳定、体温和白细胞计数下降、脓性呼吸道分泌物消失或转白、氧合指数改善等），则可以将疗程缩短至7天左右，避免抗菌药物暴露时间过长，以减少耐药。

2. 抗菌治疗

（1）初始经验性治疗

1）经验性治疗的参考要点：①发病时间；②MDR危险因素；③当地或所在医院（或ICU）流行菌株和耐药情况；④基础疾病或影响抗菌治疗的因素如肝肾功能、肥胖或极度消瘦、严重低蛋白血症；⑤其他侵入性技术如静脉留置导管等的应用情况；⑥患者免疫状态。

2）经验性治疗药物推荐（表8-5和表8-6）：

表8-5 无MDR危险因素、早发性HAP和VAP初始抗菌治疗

可能的病原体	推荐药物
肺炎链球菌	头孢曲松
流感嗜血杆菌	喹诺酮类（左旋氧氟沙星、莫西沙星、环丙沙星）
甲氧西林敏感，金黄色葡萄球菌（MSSA）	
敏感的肠杆菌科细菌	氨苄西林/舒巴坦
（大肠埃希菌、肺炎克雷伯杆菌、变形杆菌、沙雷菌）	厄他培南

表 8-6 晚发性、存在 MDR 危险因素和重症 HAP、VAP 初始抗菌治疗

可能的病原体	推荐药物
MDR 革兰阴性杆菌（铜绿假单胞菌、产 ESBLs 肺炎克雷伯杆菌、不动杆菌等）	抗假单胞菌 β-内酰胺类（头孢吡肟、头孢他啶、亚胺培南、美罗培南、哌拉西林/他唑巴坦、头孢哌酮/舒巴坦）+抗假单胞菌喹诺铜类（环丙沙星或左氧氟沙星）或抗假单胞氨基糖苷类（阿米卡星、妥布霉素）
甲氧西林耐药金黄色葡萄球菌（MRSA）	万古霉素、去甲万古霉素、替考拉林、利奈唑胺
军团菌	大环内酯类或喹诺铜类

3）已用抗菌药物患者的更换或调整抗菌治疗的选择：对新入院或新转入 ICU，已应用抗菌治疗>3 天无效的患者，均应更换不同类型的抗菌药物，可见表 8-7。

表 8-7 已用抗菌药物患者的经验性调整治疗

已用药物	首选	可选
青霉素类	碳青霉烯类	头孢吡肟
头孢菌素类	碳青霉烯类	哌拉西林/三唑巴坦，头孢吡肟（?）、头孢哌酮/舒巴坦（?）
庆大霉素/妥布霉素	环丙沙星	阿米卡星
亚胺培南	环丙沙星/氨基糖苷类*	美罗培南，头孢吡肟（?）
喹诺酮类	氨基糖苷类*	

注：*根据药敏试验

（2）针对性治疗

1）铜绿假单胞菌：主张联合用药。传统的联合抗菌方案是抗假单胞菌 β-内酰胺类（包括不典型 β-内酰胺类）联合氨基糖苷类。如果有效，5～7 天即可停用氨基糖苷类。另一种联合用案是抗假单胞菌 β-内酰胺类联合抗假单胞菌的喹诺酮类。喹诺酮类药物在安全范围内可适当提高剂量。由于容易产生耐药，喹诺酮类在医院感染治疗中不宜作为一线用药，也不应单一使用。凡耐药菌株可选择黏菌素或多黏菌素。

2）不动杆菌：比较有效的抗菌药物是亚胺培南、美罗培南、含舒巴坦的氨苄西林/舒巴坦、头孢哌酮/舒巴坦复方制剂、多黏菌素或黏菌素。对于耐亚胺培南耐药或泛耐药不动杆菌所致 VAP 可选择含舒巴坦制剂联合氨基糖苷类，亦推荐黏菌素或多黏菌素，后者需要警惕其肾毒性，在全身应用受限时亦可经呼吸道雾化吸入或注入。

3）产 ESBLs 肠杆菌科细菌：最有效的治疗药物是碳青霉烯类（包括无抗

假单胞菌的厄他培南），青霉素类亦有一定作用。

4）MRSA：治疗 MRSA 肺炎可考虑使用万古霉素（1g，q12h）替考拉宁、去甲万古霉素和利奈唑胺。

5）全面执行 HAP 和 VAP 预防和控制措施，主要措施包括：①强化医院感染控制措施；②开展 ICU 医院感染监测；③减少口咽部和上消化道细菌定植与吸入（优选经口气管插管，做好口腔护理，半卧位，声门下分泌物引流等）；④维护胃黏膜完整性与功能（尽可能采用肠内营养，应用胃黏膜保护剂预防消化道应激性溃疡，治疗休克和低氧血症等）；⑤减少外源性污染；⑥控制高血糖、合理输血。

3. 对症处理。

4. 并发症的处理。

（何礼贤）

第九章　肺真菌病

【概述】

由真菌引起的疾病统称为真菌病。近年来，由于大量广谱抗生素、皮质激素、大剂量化疗药物和高强免疫抑制剂的使用，造血干细胞移植、实体器官移植的开展，以及各种导管的体内介入、留置，艾滋病的流行，人口老龄化等因素使真菌感染的发病率不断增加。大气中的真菌随呼吸进入肺部，其他部位脏器遭受真菌感染后，病原菌也易随血流进入肺部，所以深部真菌感染中以肺真菌病最为常见。临床上侵袭性肺部真菌感染的发病率亦呈上升趋势。按发生肺部真菌感染时宿主的免疫状态，可分为以下两种：

1. 原发性肺真菌病　指健康者发生的真菌感染。近年来发现隐球菌属、曲菌属引起的原发性肺真菌病并不少见。患者常无症状，或有轻微发热、咳嗽、咳痰；偶在体检时发现，常因 X 胸片上病灶性质不明而进行支气管镜或肺活检时证实。

2. 继发性肺真菌病　当患者免疫力低下时，真菌可侵入肺部而发生肺炎或肺化脓症。多为医院内感染。病原菌检出率依次为念珠菌属、曲菌属和隐球菌属，其他菌属少见。临床症状无特征性，常被基础疾病所掩盖，或在尸检时证实。对可疑病人作痰真菌培养，以及检测相关真菌的血清学试验可早期诊断。

【诊断要点】

1. 长期大量使用广谱抗生素等“机会感染”的因素。

2. 有免疫缺陷或免疫抑制现象。

3. 痰、肺泡灌洗液、胸腔积液、血液、尿液、脑脊液、胃液、粪便、脓液、骨髓等直接涂片镜检、培养、组织病理学，找到真菌孢子和（或）菌丝是诊断的重要证据。其他如动物接种、皮肤试验、血清学试验（1,3-β-葡聚糖、半乳甘露聚糖）、分子生物学技术，诊断深部真菌感染的试验都有一定意义。

4. X 线诊断　真菌侵入肺组织后，可引起一系列炎症反应，基本病理变化是：凝固性坏死、细胞浸润和化脓。慢性感染为肺纤维化或肉芽肿形成。X 线表现多种多样，除肺曲菌球外，均缺乏特异性。可分为肺炎型、支气管肺炎型、肺脓肿型、炎症肿块型、曲菌球、胸膜炎型六种类型。

【治疗方案及原则】

肺真菌病的治疗包括：抗真菌药物、去除诱发病因、提高机体免疫力、手术治疗等。

1. 常用抗真菌药物

（1）两性霉素B及其含脂制剂：

1）两性霉素B：七烯类广谱抗真菌药，主要作用于细胞膜的甾醇，使菌体溶解破坏。用于曲霉菌、念珠菌、隐球菌、组织胞浆菌等引起的感染，而对土霉菌及癣菌无效。口服几乎不被肠道吸收，需要静脉给药。血浆蛋白结合率高，可通过胎盘屏障，脑脊液的浓度低，血浆半衰期为24小时，肾脏清除很慢。推荐用法：静脉给药，0.5～1mg/kg，开始先以1～5mg（或0.02～0.10mg/kg）给药，视耐受情况每日或隔日增加5mg。避光缓慢静滴（不短于6小时）。两性霉素B制剂具有严重的肾脏毒性，需对患者进行严密的肾功能及血钾水平监测，应避免与其他肾毒性药物合用。另外，应注意两性霉素B在输液中的反应，可于静滴前给予解热镇痛、抗组胺药或加用小量糖皮质激素。

2）两性霉素B含脂制剂：目前有3种制剂，两性霉素B脂质复合体（ABLC）、两性霉素B胆固醇复合体制剂（ABCC）［亦称两性霉素B胶质分散体（ABCD）］和两性霉素B脂质体（L-AmB），因其分布更集中于单核-吞噬细胞系统如肝、脾和肺组织，减少了在肾组织的浓度，故肾毒性较两性霉素B降低。适用于不能耐受两性霉素B、肾功能严重损害不能使用两性霉素B常规制剂的患者。此类药物易在肝脏及脾脏中浓集，肾脏中则较少蓄积，清除半衰期为100～150小时。推荐剂量：ABLC为5mg/kg，ABCD为3～4mg/kg，L-AmB为3～5mg/kg。亦主张从低剂量开始逐渐增量，缓慢滴注，如耐受性良好，滴注时间可缩短至1～2小时。该药肾毒性显著降低，输液反应较少，仍需监测肝、肾功能。

（2）吡咯类抗真菌药：包括咪唑组和三唑组，其作用机制是通过与菌体胞膜结合，使胞浆外渗，菌体溶解死亡。是目前临床应用最为广泛的一类抗真菌药物。常用的有氟康唑、伏立康唑、伊曲康唑均属三唑类抗真菌剂，近年亦有应用泊沙康唑、雷夫康唑的报道。

1）氟康唑（fluconazole）：抗真菌谱包括念珠菌属（主要为白念珠菌，对光滑念珠菌的活性逐步降低，对克柔念珠菌几乎无活性）和隐球菌属、组织胞浆菌等，对曲霉菌感染无效。口服迅速吸收，进食对药物吸收无影响。蛋白结合率低，易穿透血脑屏障。肾脏清除，血浆半衰期为20～30小时，血中药物可经透析清除。预防剂量：50～400mg/d，疗程不宜超过3周。治疗剂量：

200～400mg/d，真菌对氟康唑处于剂量依赖性敏感，必要时加大使用剂量。最常见的副作用为胃肠道反应，长期治疗者需监测肝功能。

2）伏立康唑：抗真菌谱包括念珠菌属、隐球菌属、曲霉属、镰刀霉属和荚膜组织胞浆菌等致病真菌，对接合菌（毛霉、根霉）无活性。此药呈非线性药代动力学，蛋白结合率为 58%，组织分布容积为 4.6L/kg。代谢受基因多态性调控，在亚洲人群中的药代动力学参数差异较大；经静脉给予 3mg/kg，清除半衰期为 6～9 小时。推荐用法：负荷剂量：静脉给予 6mg/kg，每 12 小时 1 次，连用 2 次。输注速率不得超过每小时 3mg/kg，在 1～2 小时内输完。维持剂量：静脉给予 4mg/kg，每 12 小时 1 次。对于不耐受者将维持剂量降至 3mg/kg，每 12 小时 1 次。用药后出现短暂视觉障碍的发生率可达 30%。中至重度肾功能不全患者不得经静脉给药。

3）伊曲康唑：抗真菌谱包括曲霉属、念珠菌属、隐球菌属和组织胞浆菌等主要致病真菌，对镰刀霉活性较低，对接合菌感染无效。此药采用β-环糊精技术的口服液比胶囊剂的生物利用度大幅提高。蛋白结合率为 99%。血浆半衰期为 20～30 小时。在肺、肝、肾、肌肉及骨骼等组织中的浓度则比血药浓度高 2～3 倍，脑脊液中含量很低。经肝 P450 酶系广泛的代谢，代谢产物经胆汁和尿液排泄，其代谢产物羟基伊曲康唑具有与伊曲康唑同等的抗真菌活性。推荐用法：第 1～2 天：200mg，静滴，2 次/日；第 3～14 天：200mg，静滴，1 次/日，输注时间不得少于 1 小时；之后序贯使用口服液，200mg，2 次/日，直至症状改善及影像学上病灶基本吸收。预防治疗：口服液 5mg/(kg·d)，疗程一般为 2～4 周。需溶于 0.9%氯化钠溶液，不可用葡萄糖注射液。长期治疗时应注意对肝功能的监护，应避免与其他肝毒性药物合用。

（3）棘白菌素类抗真菌剂：为真菌细胞壁 1，3-β-D 葡聚糖合成酶抑制剂，使葡聚糖耗竭，不能合成细胞壁，与其他抗真菌药物无交叉耐药。

卡泊芬净：抗真菌谱包括多种致病性曲霉菌属和念珠菌属，对肺孢子菌有抗菌活性，但目前临床资料尚少。对新生隐球菌和镰刀霉属、毛霉菌和接合菌等无活性。血药浓度与剂量呈等比例增长，蛋白结合率>96%，组织分布以肝脏为高，经肝脏及肾脏排泄，脑脊液中几乎不能检出，清除半衰期为 40～50 小时。推荐剂量：侵袭性曲霉病：第 1 天 70mg/d，次日即改为 50mg/d，输注时间不得少于 1 小时。严重肝功能受损者应避免用药。

（4）5-氟胞嘧啶（5-FC）：属抑菌剂。通过影响真菌细胞核酸的代谢起到抗真菌作用，对隐球菌和念珠菌包括非白念珠菌有良好抗菌作用，对其他菌属则多耐药。单独应用易导致耐药，一般与其他抗真菌药物联合应用，提高疗效或减少后者用量。口服生物利用度 78%～90%，达峰时间 2 小时。血清蛋白结合率低。药物广泛分布于各器官组织，脑脊液浓度可达血液浓度的50%～100%。清除半衰期24～48小时，90%以上以原形自尿中排出。用法用量：100～150mg/(kg·d)，口服分4次，静滴分2～4次给药。成人一般每次2.5g，滴速4～10ml/min。肾功能不全者需减量。对本品过敏者禁用，孕妇、哺乳期妇女慎用。注意监测血象及肝、肾功能。

(5) 丙烯胺类：丙烯胺类是新上市的一类抗真菌药，包括萘替芬、特比萘芬等。特比萘芬比萘替芬更为安全有效，副作用轻微。这一类药物可抑制角鲨烯环氧化酶，阻止真菌细胞膜的麦角固醇合成。特比萘芬目前主要应用在浅部真菌感染，口服250mg/d的剂量是非常有效的。特比萘芬在体外实验中对多种念珠菌、曲霉菌、隐球菌有活性，与吡咯类合用对念珠菌、曲霉菌有协同作用，有望用于深部真菌尤其是多重耐药白色念珠菌感染的治疗。

(6) 中药：大蒜注射液为0.3%溶液，用30～50ml（90～150mg/d）加入5%葡萄糖或生理盐水500ml内静脉滴注，1次/日，也可口服胶囊制剂（每粒20mg）2粒，3次/日。另有合成大蒜素（3mg/ml）用量40～100ml静脉滴注。

2. 支持对症治疗　应注意营养支持，适当应用免疫调节剂，增强患者抵抗力。

3. 外科手术治疗　有时药物很难达到病灶内发挥作用，对于部位明确的局限性肺真菌病经药物治疗无效时，则可考虑手术切除。如较大空洞、脓肿、大咯血、肺部结节影与肿瘤不能鉴别时，或肺部病变波及胸膜形成脓胸或病变波及胸壁者亦应行手术治疗。术前术后还应进行内科积极治疗。

第一节　肺曲霉病

【概述】

肺曲霉病（aspergillosis）是由曲霉菌属的多种曲霉菌引起的一系列疾病的总称。可侵犯皮肤、黏膜、肺、脑、眼、耳、鼻旁窦以及胃肠道、神经系统、骨骼等部位。外界环境中的曲菌孢子主要通过呼吸道进入人体。吸入的曲霉孢子不一定致病。曲霉菌广泛存在于自然界，空气中到处有其孢子，在大量吸入时可能引起肺曲霉病。本病是常见的机会性真菌感染，仅次于念珠菌。常见有烟曲菌（aspergillus fumigatus）和黄曲菌（aspergillus flavus），其他有黑曲菌、白曲菌、棒曲菌、灰绿曲菌、土曲菌、构巢曲菌和聚多曲菌等。

曲霉菌的内毒素使组织坏死，病灶可为浸润、实变、空洞，支气管周围炎或粟粒状弥漫性病变。其菌丝可穿透支气管壁和侵袭肺血管，形成急性坏死化脓性肺炎。亦可侵入血管造成血行播散。曲霉菌还常侵入肺空洞、支气管囊状扩张和含气的肺囊肿内，形成团块，又称为曲菌球，曲菌球逐渐增大，并可在空腔内移动，可引起咳痰和反复咯血，一般为发生在上叶或下叶尖段。曲霉菌也可作为过敏原引起机体变态反应导致变应性支气管肺曲霉病，呈哮喘样症状，此病早期治疗可以恢复，到晚期可引起严重的支气管扩张和肺纤维化。肺曲霉病的慢性期可形成非特异性肉芽肿、纤维组织增生致肺纤维化。

【临床表现】

根据临床特征可分为以下四型：

1. 过敏性支气管肺曲霉病　①多由烟曲霉引起的气道高反应性疾病；②临床表现为对曲霉菌过敏者吸入大量曲霉菌孢子后数小时可引起喘息发作或短暂肺不张；③X线表现两肺浸润片状阴影，并呈游走性为特点之一；④检验痰、血嗜酸细胞增高，血清IgE增高，痰液内可分离出曲霉菌丝，培养阳性；⑤血清曲霉抗体以及肺泡灌洗液、血清的半乳甘露聚糖阳性；⑥应用糖皮质激素后病变可很快消退，再次接触曲霉菌后可反复发作；⑦晚期可出现肺纤维化、支气管扩张及肺气肿（详见第二十一章）。

2. 侵袭性肺曲霉病　①常继发于全身及局部抵抗力降低者，吸入大量曲霉菌后可引起支气管—肺炎；严重者侵犯血管引起血栓形成，导致急性坏死性化脓性肺炎，也可侵入胸膜引起胸膜炎及脓胸。②急性期有发热、咳嗽、咳黏液脓性痰（可呈绿色或深绿色颗粒样）及血性痰、胸痛、呼吸困难症状加重等。③X线胸片以胸膜为基底的多发的楔形阴影或空洞；早期胸部CT为晕轮征，即肺结节影（水肿或出血）周围环绕低密度影（缺血），后期为新月体征。

3. 播散型曲霉菌病　①多继发于曲霉菌性肺感染、创伤、烧伤等疾病。有曲霉菌感染，且曲霉菌进入血流，向组织器官播散，如肾、脑、脑膜、肝、骨骼、心内膜等。偶可经留置静脉导管，导尿管等被曲霉菌污染入血。②临床表现有高热、寒战、淡漠、谵妄等毒血症状，实际上即是曲霉菌败血症的表现。③后期可有多发化脓病灶，酷似细菌性脓毒血症表现，但血及骨髓培养无细菌生长，遇此情况应针吸或活检获得病变组织做组织或细胞化学检查及培养。

4. 肺曲菌球　①为曲霉菌丝繁殖在肺原有空腔病变中形成的团块球状物，常继发于支气管囊肿、支气管扩张、肺脓肿和肺结核空洞、癌性空洞等病变；②常有刺激性咳嗽，常反复咯血，甚至发生威胁生命的大咯血。但也可无任何症状；③X线胸片显示在原有的慢性空洞内有一团球影，随体位改变而移动，有“钟摆样”之称。

【诊断要点】

1. 常有基础疾患。

2. 具有前述四种不同类型肺曲霉菌病之一的相应表现，当然也可能两种类型并存。临床表现不能用其他疾病来解释者。

3. 以找到病原菌为主要诊断根据，反复作真菌直接涂片和培养，支气管内深部取痰、胸腔积液、中段尿、血液等标本行直接检查可见分隔菌丝，培养获得曲霉菌生长可确立诊断。过敏性支气管肺曲霉病患者常有嗜酸性粒细胞增多现象。

4. 活组织检查符合前述病理改变或组织培养阳性也可诊断。

【治疗方案及原则】

1. 过敏性支气管肺曲霉病者首先是脱离环境接触，有哮喘症状者可用糖皮质激素及支气管解痉剂，并适当应用抗真菌制剂。

2. 侵袭性肺曲霉病和播散型曲霉菌病：首选两性霉素 B（或含脂质剂）。但目前通常选用伊曲康唑治疗，危重症者可选伏立康唑或卡泊芬净。必要时可联合 2 种不同类型的抗真菌药物治疗。

3. 曲菌球反复咯血或并发细菌感染者内科治疗多很难收效，应首选手术切除，手术有禁忌者可全身和局部并用抗真菌药物。

4. 治疗原发病，应尽力减少诱发因素的影响，对肺结核、慢性支气管炎、支气管哮喘、支气管扩张等原发病应予积极治疗。同时还应注意加强支持疗法，提高免疫功能。

（马俊义）

第二节 肺隐球菌病

【概述】

肺隐球菌病（pulmonary cryptococcosis）是由隐球菌引起的肺部感染，它可以单独存在于肺，也可以是全身播散性隐球菌感染的肺部表现。近年来，由于抗生素的广泛应用、恶性肿瘤的放、化疗、器官移植、获得性免疫缺陷综合征（AIDS）的流行、人群老龄化和糖皮质激素的使用增加，其发病率有逐渐增加的趋势。

隐球菌属有 37 个种和 8 个变种，但致病菌主要是新型隐球菌，该菌广泛存在于土壤与鸽粪中。在组织中呈圆形或卵圆形，直径 5～12μm，菌体外有荚膜，不形成菌丝和孢子，依赖出芽生殖。在室温或 37℃时易在各种培养基上生长，菌落呈乳白色。根据其荚膜抗原性的不同，新型隐球菌有 A、B、C、D 4 个血清型，国内以 A 型居多，次为 B 型和 D 型。

鸽粪被认为是最重要的传染源，但至今未发现动物（包括鸽子）与人，以及人与人之间直接传播的证据。新型隐球菌进入肺部并不一定致病，细胞免疫在防止隐球菌感染中起主要作用，它们决定着病原菌被清除还是在肺内繁殖。因此宿主的免疫功能状态决定着隐球菌感染相关的临床表现和放射学表现。对于免疫功能正常的宿主，肺隐球菌病可以仅有放射学异常，而无症状。相反，对于免疫抑制状态的患者，肺部损害通常为全身播散性隐球菌病的一部分，偶尔还可出现严重的呼吸系统症状甚至呼吸衰竭。

肺隐球菌病属于散发病，无明显地区和种族差异，成年男性发病率较女性略高，儿童很少发病。肺隐球菌病发病率文献报道差异很大，免疫功能正常的宿主，发病率约为年 0.4～0.9/100000，而有免疫功能损害者，特别是 HIV 感染者，肺隐球菌发病率约为 6%～10%。肺隐球菌病的高危人群有：①AIDS；②长期使用肾上腺皮质激素；③器官移植；④恶性肿瘤；⑤糖尿病；⑥结节病；⑦慢性肺部疾病，如肺泡蛋白沉积症和慢性阻塞性肺疾病（COPD）等。

【临床表现】

本病在临床表现上无特异性，症状轻重不一。通常根据临床表现的轻重缓急可以分为下列三种情况：①正常宿主中绝大多数的病例是在接受胸部 X 线透视时偶然发现的。这些患者中大部分没有任何临床症状。②慢性型：常为隐匿性起病，表现为咳嗽、咳痰、胸痛、发热、盗汗、气急、体重减轻、全身乏力和咯血。查体一般无阳性发现。③急性型：这种情况尤其多见于 AIDS 患者，临床上表现为高热、显著的气促和低氧血症。与肺孢子菌性肺炎（PCP）十分相似。查体除了气促和发绀外，有时双肺可闻及细湿性啰音，极少数患者并发胸腔积液而出现相应临床体征。

肺隐球菌病的少见临床表现有：上腔静脉阻塞、Pancoast 综合征、Horner 综合征、嗜酸性粒细胞肺炎、气胸、纵隔气肿以及累及胸壁等。肺隐球菌病可以发生全身播散，出现中枢神经系统、皮肤和泌尿系统症状。

【实验室检查】

1. 血液学检查 白细胞计数可以正常，也可轻度或中度增高，大部分病例在（10～20）$\times 10^9$/L 之间，部分患者血沉可加快，中后期可出现血红蛋白及红细胞数减少。

2. 胸部影像学改变 变化多样，且非特异性，很多病例往往通过手术或活检之后才被证实为肺隐球菌感染。在影像学上可有如下几种表现：①结节或团块状损害：可为单个或多个，也可以为单侧或双侧，常位于胸膜下，结节大小不一，直径为1～10cm。边界可以清楚锐利，也可模糊或带有小毛刺。这种表现主要见于免疫功能正常的患者。②肺实质浸润：可以为单侧或双侧性，这种表现绝大多数见于免疫功能低下的宿主，合并有急性呼吸衰竭的患者或AIDS患者在X线上通常都为这种表现，临床上需与包括一些其他的常见肺部感染以及肺孢子菌性肺炎相鉴别。③空洞性病变：空洞内壁一般较光滑，局灶性空洞可能是隐球菌性肺炎的放射学特征之一，但是不同的文献所报道的发生率也各不相同。④胸腔积液，常伴随胸膜下结节。虽然胸腔积液在正常宿主和免疫功能低下的宿主均可见到，但以免疫功能低下的宿主多见。⑤肺门淋巴结肿大，表现与肺门淋巴结结核相似，但一般没有钙化。⑥间质性改变，在少数患者，可表现为磨玻璃样改变和微小结节性损害与粟粒型肺结核很相似。

3. 病原学检查　传统的真菌镜检和培养是肺部新型隐球菌感染诊断的重要依据。对于怀疑病例，应尽可能的多次、多途径采集标本进行涂片和培养。

呼吸道样本：痰培养和涂片阳性率一般低于25%。另外由于新型隐球菌可以寄居于正常人群，因此痰液甚至气管冲洗液培养出现新型隐球菌，临床医生应根据临床具体情况进行判断是否有肺隐球菌感染。隐球菌的寄居特别常见于伴有其他肺部疾病的患者，如慢性阻塞性肺病。相反，若AIDS患者分离得到新型隐球菌则应提高警惕，因为这是播散性感染的信号。

4. 肺穿刺活检或细针抽吸　如标本取自肺穿刺活检或细针抽吸、或经支气管镜防污染毛刷标本，镜检和（或）培养出新型隐球菌则具有诊断价值。

5. 隐球菌抗原　胶乳凝集试验检测新型隐球菌荚膜多糖抗原，是一种简便、快速、有效诊断隐球菌感染的实验室方法。它以胶乳颗粒为载体，表面连接有抗新型隐球菌抗体，形成致敏胶乳悬液，如标本（血清、胸水、气管肺泡冲洗液或脑脊液）中含有一定量的隐球菌荚膜多糖抗原，则可产生肉眼可见的凝集反应颗粒，但免疫正常人阳性率比免疫缺陷者阳性率低，如果免疫正常人阳性则提示有肺外播散，这对诊断十分重要。

【诊断要点】

由于肺隐球菌病患者的临床表现无特异性，甚至有些患者无任何症状，胸部影像学又表现为多样性，因此经常误诊为其他疾病，如肺癌、肺炎或肺结核等。本病诊断的关键是临床医师要提高对该病的警惕性，确诊主要依靠病原学检查（包括手术标本、经皮肺穿刺标本、纤支镜活检标本）和呼吸道、脑脊液、病灶内脓液穿刺标本的病原学涂片和培养。

结合病史、呼吸道症状以及胸部X线表现，对怀疑病例，应尽早行病原学检查。若取自经皮肺组织穿刺活检标本涂片、培养阳性，有确诊意义；若取自痰、咽拭子或支气管肺泡灌洗液的标本有疑似诊断价值；若仅有宿主危险因素而无临床症状和病原学检查支持则视为可能诊断。

【治疗方案及原则】

1. 药物治疗　肺隐球菌病的危险不在肺部病变本身，而是有可能发生全身播散，特别是引起脑膜炎。因此，对肺隐球菌病患者，必须首先就机体免疫状态和有无全身播散进行评估，然后再根据呼吸系统症状的轻重程度进行分级治疗。

对于免疫功能正常的肺隐球菌病患者：①无症状，但肺组织隐球菌培养阳性，可以不用药，密切观察，或氟康唑200～400mg/d，3～6个月；②症状轻到中度，培养阳性，氟康唑200～400mg/d，6～12个月，或伊曲康唑200～400mg/d，6～12个月，若不能口服，可予两性霉素B 0.5～1.0mg/(kg・d)，总剂量1～2g；③重症患者，按照中枢神经系统隐球菌感染方案治疗。

对于免疫功能异常的肺隐球菌病患者：①HIV阴性的肺隐球菌病者，推荐治疗方案同免疫功能正常的肺隐球菌病患者。②HIV阳性的肺隐球菌病者，呼吸道症状属于轻至中度，氟康唑或伊曲康唑200～400mg/d，终生使用。或氟康唑400mg/d+氟胞嘧啶100～150mg/(kg・d)×10周；对重症患者则按照中枢神经系统隐球菌感染方案治疗。

中枢神经系统隐球菌感染治疗方案：①HIV阴性患者（包括诱导和巩固治疗）：两性霉素B，0.7～1mg/(kg・d)+氟胞嘧啶100mg/(kg・d)×2周，然后氟康唑400mg/d，至少10周；或两性霉素B，0.7～1mg/(kg・d)+氟胞嘧啶100mg/(kg・d)×6～10周；或两性霉素B[脂质体两性霉素B，3～6mg/(kg・d)]，0.7～1mg/(kg・d)×6～10周。②HIV阳性患者（诱导治疗）：两性霉素B，0.7～1mg/(kg・d)+氟胞嘧啶100mg/(kg・d)×2周，然后氟康唑400mg/d，至少10周；或两性霉素B，0.7～1mg/(kg・d)+5-氟胞嘧啶100mg/(kg・d)×6～10周；或两性霉素B[脂质体两性霉素B，3～6mg/(kg・d)]，0.7～1mg/(kg・d)×6～10周；或氟康唑400～800mg/d×10～12周；或伊曲康唑400mg/d×10～12周。维持治疗：氟康唑200～400mg/d终生口服；或伊曲康唑200mg，2次/日，终生口服；或两性霉素B，1mg/kg静脉1～3次/周，终生维持。

2. 手术治疗　开胸切除病变组织（肺叶部分或完全切除）能够有效治愈孤立性的肺部结节。然而，这些患者施行手术切除的主要原因往往是为了排除肺部恶性疾病。目前，除了怀疑有肿瘤的可能性以外，并不推荐手术治疗。有文献报道手术切除的肺隐球菌病患者，不采用术后抗真菌治疗，1年后出现隐球菌性脑膜炎。因此，对于肺部隐球菌病，一旦确诊，即使当时未出现中枢感染的症状，也必须进行脑脊液的常规检查，并在手术后给予足够疗程的系统抗真菌药物治疗，以避免出现隐球菌性脑膜炎。

（徐作军）

第三节 支气管—肺念珠菌病

【概述】

念珠菌（candidiasis）包括白色念珠菌、光滑念珠菌、近平滑念珠菌、热带念珠菌、克柔念珠菌、季也蒙念珠菌和葡萄牙念珠菌等。广泛存在于自然界，还是人体正常菌群，常寄生于人类皮肤、口腔、上呼吸道、胃肠道和阴道等处。因此，念珠菌病多为机会（条件）致病，常可侵入下呼吸道而迅速繁殖生长致病。

念珠菌侵入组织后，即转变为菌丝型并大量繁殖生长，还杂有芽生孢子。菌丝型白色念珠菌与孢子相比，不易被吞噬，因此其致病性增加，可迅速引起以多核粒细胞浸润为主的急性炎症反应，甚至形成多发性小脓肿。慢性感染者则出现纤维组织增生和肉芽肿病变。除呼吸道外，还可侵入血液循环引起血行播散，致心内膜、中枢神经、泌尿系统等器官感染。

【临床表现】

根据病情和发展情况不同，可分为以下两种类型：

1. 支气管炎型 ①咳嗽、咳痰，阵发性刺激性咳嗽，痰量多时为白泡沫塑料状稀痰，痰稠如干糨糊，偶有血丝痰，多不发热；②体征：肺呼吸音粗，可有干鸣音、少数可闻湿啰音；③X线常有双肺中下野肺纹理增粗。

2. 肺炎型 ①畏寒、高热、咳白色泡沫黏痰或呈胶冻状且黏稠易拉长丝，有时咯血；②X线：两肺中下野呈弥漫性点片状阴影，有时融合成较大斑片阴影自肺门向周边扩展，可形成空洞，可波及多肺叶，偶可并发渗出性胸膜炎。

慢性病例常表现弥漫性肺间质纤维化及肺气肿的X线征象，临床症状较缓和。

【诊断要点】

1. 具有易发因素，几乎均为继发感染。

2. 在易发因素基础上出现呼吸道及全身症状。尤其因肺部感染经抗生素治疗一度好转，后又恶化并出现胶冻样拉长丝的黏痰者，应高度警惕本病。

3. 胸部X线 在病程中出现新病变，又不能用原发病和其他感染解释者。

4. 微生物学检查 ①合格痰液经直接镜检发现菌丝，真菌培养两次阳性；

②支气管肺泡灌洗液经直接镜检发现菌丝，真菌培养阳性；

5. 实验室检查 血液标本真菌细胞壁成分1,3-β-D葡聚糖抗原（G试验）连续2次阳性。

6. 病理组织学检查 发现念珠菌丝侵入组织伴炎症细胞浸润也可确诊。但是病理组织检查可鉴定念珠菌，但不能确定菌种。

【治疗方案及原则】

1. 轻症患者 给予消除诱因（如广谱抗生素、激素、免疫抑制剂和体内放置的导管），治疗原发病和提高免疫功能后，多可自行缓解。

2. 病情较重者 首选氟康唑，剂量＞400mg/d，可选用两性霉素B、卡泊芬净、伏立康唑等其他三唑类抗真菌剂，必要时可联合应用。目前非白念珠菌对氟康唑的耐药率有上升趋势，实验室在培养分离出念珠菌后应鉴定出菌种。各种念珠菌感染的推荐治疗用药参见表9-1。疗程视治疗反应而定，要求肺部病灶基本吸收方能停药。

3. 积极治疗原发病和加强支持疗法及对症治疗。

表9-1 念珠菌感染的抗真菌药物的选择

菌种	推荐药物
白念珠菌	氟康唑、伊曲康唑、两性霉素B、卡泊芬净
光滑念珠菌	两性霉素B、伏立康唑、卡泊芬净、伊曲康唑※、氟康唑※
近平滑念珠菌	氟康唑、伊曲康唑、两性霉素B、伏立康唑、卡泊芬净
热带念珠菌	氟康唑、伊曲康唑、两性霉素B、伏立康唑、卡泊芬净
克柔念珠菌	卡泊芬净、伏立康唑、伊曲康唑※、两性霉素B
季也蒙念珠菌	氟康唑、伊曲康唑、伏立康唑、卡泊芬净
葡萄牙念珠菌	氟康唑、伊曲康唑、伏立康唑、卡泊芬净

注：※剂量依赖性敏感，疗程视治疗反应而定，要求肺部病灶基本吸收方能停药

（马俊义）

第四节 肺毛霉菌病

【概述】

肺毛霉菌病是真菌中毛霉科引起的肺感染性疾病，多数急剧发展，少数为慢性感染病程。毛霉菌科包括犁头霉菌、毛霉菌和根霉菌等真菌。它们广泛分布于自然界中。多数患者由于吸入空气中的孢子而感染，肺和鼻窦是最常见的感染部位，其次是经皮途径，各种原因导致的皮肤创伤都会使致病菌植入皮肤

而发病。菌丝可穿透血管内皮细胞侵犯血管，形成栓塞而引起组织坏死。甚至无活性或死亡的菌仍可损伤内皮细胞造成组织的缺血坏死。

【临床表现】

易感者吸入空气中或感染鼻窦中的真菌孢子，或经血行或淋巴管播散后均可导致肺毛霉菌病。全身症状有发热、乏力、呼吸道症状较明显，表现为非特异性进行性支气管炎和肺炎，常有咳嗽、咳黏痰、胸痛、呼吸困难及咯血，少数也可无症状。

【诊断要点】

目前主要还是依据临床表现、标本真菌涂片与培养以及组织病理切片进行诊断。相关的体液标本也可送检，但直接镜检或培养阳性由于有受到污染可能，需反复多次取材阳性方可确诊。

【治疗方案及原则】

1. 目前唯一有效的治疗是两性霉素 B 联合氟胞嘧啶。控制和治疗基础疾病特别是糖尿病酸中毒和中性粒细胞减少对肺毛霉菌病的治疗十分重要。

2. 外科手术治疗　因毛霉菌病具有血管阻塞、组织坏死溃烂的病理特征，故药物治疗很难达到病灶内发挥作用，因此对有手术条件的孤立病灶，无论是否仅局限于肺部，均应考虑手术切除，包括肺叶、肺段楔形切除或不规则切除术。术前术后还应进行内科积极治疗。

（马俊义）

第五节　肺孢子菌肺炎

【概述】

肺孢子菌病（pneumocystis pneumonia）曾被称为卡氏肺孢子虫病（pneumocystis carini pneumonia，PCP）。近年研究发现肺孢子虫基因及其编码的蛋白与真菌特别接近，2001 年国际原生生物会议将感染人的肺孢子虫更名为伊氏肺孢子虫（pneumocystis jiroveci），又称为伊氏肺孢子菌，明确其为真菌属性。本病病变见于肺间质及肺泡，肺泡腔为泡沫性嗜酸性渗出物及菌体充斥，可出现肺间质增厚，氧交换障碍，最终引起肺间质纤维化。肺孢子菌可寄生于人及鼠、家兔、犬等动物体内，感染多见于免疫缺陷症、艾滋病、器官移植、肿瘤及长期肾上腺皮质激素治疗等免疫低下的病人，近年来也是医院内肺感染及机械通气相关肺炎的重要病原体之一，重症病例可播散累及肝脾、淋巴结、骨髓等。健康人感染后不发病。

一、临床表现

临床表现一般分成两种类型：

1. 流行型 亦称经典型或婴幼儿型。此型病人目前比较少见，发病者多为早产儿、营养不良、体质虚弱或患先天性免疫缺陷综合征的婴幼儿。起病缓慢，初期出现全身不适，体温正常或轻度升高、呼吸快、干咳、进行性呼吸困难、鼻翼扇动、发绀、心动过速等表现。本型特征为全身症状虽重，但肺部体征相对较轻。病情严重的患儿可因呼吸衰竭而死亡。

2. 散发型 亦称现代型或儿童—成人型。患者多为成人和儿童。本型的高危人群包括艾滋病患者、器官移植术后长期接受免疫抑制剂者、接受放疗、化疗的恶性肿瘤病人以及因其他原因引起的体弱和免疫力下降者，其中艾滋病患者最为常见。本型潜伏期不定，临床表现多不典型。多数患者以干咳、少痰为起病的重要临床特征，体温正常或低热（少数可达38～39℃）。之后出现胸痛、发绀和呼吸困难。体格检查肺部的体征往往十分轻微或呈阴性，与严重的临床症状完全不相符合，这是本病的重要特征。最终，患者可因呼吸衰竭而死亡。

二、实验室检查

白细胞正常，少数可以偏高，$CD4^+$降低，$CD4^+ < 200/\mu l$时应严密寻找病原体。乳酸脱氢酶（LDH）升高。血管紧张素转换酶升高。

肺孢子菌补体结合试验，免疫荧光抗体试验有助于诊断。

三、X线检查

本病初期肺X线检查不易发现肺实质浸润，肺野局部细小腺泡样病灶显示其早期病变，进而可出现双肺弥漫性肺泡和间质浸润，呈毛玻璃样或融合成粗网状，肺门周围较重。也可表现为斑片状阴影及实变影，其间有局灶性肺不张和肺气肿，甚至融合成大片致密阴影。病变多呈向心性分布，需与肺水肿鉴别。偶有胸腔积液和肺门淋巴结肿大。少数病人可无异常X线改变。

四、肺功能检查

肺功能为限制性通气障碍，弥散功能降低。

血气分析：PaO_2明显降低，$PaCO_2$正常或轻度升高。动脉肺泡血氧分压差（Pa-A）增大。

五、病原学检查

因本病患者常无痰，可做诱导痰，支气管刷取物，支气管肺泡灌洗液，经支气管镜肺活检，经皮肺活检检查。采用吉姆萨染色或六亚甲基四氨银染色，可发现病原，其敏感性尚不高。近年来也有采用PCR法测定上述标本中肺孢子菌DNA，尚未广泛临床应用。

【诊断要点】

1. 病原学检查　取痰液、支气管分泌物、支气管肺泡灌洗液或肺活检组织查滋养体或包囊。

2. 分子生物学诊断　DNA杂交和PCR，因其具有高度的特异性和敏感性而被用于肺孢子虫的诊断，不仅可诊断轻度感染，还可检出亚临床型感染和肺外感染。

3. X线和CT检查　胸部X线检查可见从双侧肺门起始的弥漫性网状结节样间质浸润，典型病例的CT检查可见有毛玻璃状改变。肺部呈弥漫性细小的泡状实变，支气管壁增厚，有时局部可有实变或囊性空腔。

【鉴别诊断】

应与以下疾病鉴别：

1. 肺结核

2. 其他病原体引起的肺炎

【治疗】

1. 磺胺甲噁唑-甲氧苄啶（SMZ-TMP）　3～5g/d，疗程14～21天，加适量碳酸氢钠，多饮水，疗效可达70%。肾功能不全的患者应减量，肌酐清除率为15～49ml/min的患者可减为半量，肌酐清除率<15ml/min的患者不用。

2. 羟乙磺酸戊烷（peutamidineisethionate）　4mg/kg，用注射用水配成4%溶液，肌内注射，1次/日，疗程14～21天，5～10天症状好转，1～3周肺部阴影逐渐吸收。不良反应：可有发热、出汗、恶心、呕吐、食欲不振，肝肾功能损害，降低白细胞数，导致低血糖，升高血钾及引起心律失常，注射局部疼痛，肿块或脓肿形成。应慎用此药。

3. 卡泊芬净醋酸酯（caspofungin acetate）　第一天单次给予70mg，经静脉缓慢滴注，时间需要1小时，随后50mg/d，疗程4～6周。为预防发生伊氏肺孢子菌感染，可隔日给予50mg/d。溶解本药时不能使用任何含有右旋糖的稀释溶液。

4. 苯胺砜（dapsone）　100mg/d，口服加甲酰四氢叶酸，20mg/(kg·d)，

4次/日。副作用：溶血性贫血、高铁血红蛋白症、粒细胞减少、肝功能异常、皮疹、恶心呕吐等。

5. 克林霉素（clindamycin） 300～400mg，静脉点滴，4次/日。

6. 伯氨喹（primaquine） 15～30mg，1次/日。

（姚婉贞）

第六节 组织胞浆菌病

【概述】

组织胞浆菌病（histoplasmosis）是由组织胞浆菌引起的原发性真菌病。可分为肺组织胞浆菌病和播散型组织胞浆菌病。病原菌为荚膜组织胞浆菌，属双相真菌，在室温和泥土中呈白色菌丝集落型；在哺乳动物组织中或37℃培养基中呈酵母型。组织胞浆菌几乎遍及全球，主要为温热地区。人类普遍易感，结核病人及疑似结核病人中，组织胞浆菌感染率较高。

机体经呼吸道吸入染有组织胞浆菌孢子的尘埃到达肺泡后，发育释放出酵母型真菌，并寄生于巨噬细胞中，大量繁殖使更多的巨噬细胞受到感染。这些巨噬细胞及少量淋巴细胞一起形成肺局部浸润，累及多个肺泡形成肺内感染，健康人常可不治自愈。但免疫功能低下者、如恶性疾病、长期应用糖皮质激素和接受细胞毒药物，年龄＞55岁，伴糖尿病、肝硬化、严重心肺疾病者，或吸入大量孢子后形成肺部病灶并可向邻近蔓延，经由淋巴及血行播散。本病主要病理改变是肺及其他组织器官形成上皮样肉芽肿、结核样结节，干酪坏死及钙化，部分变为空洞，但很少化脓。

【临床表现】

组织胞浆菌感染者约65%无症状，有症状者以肺部表现为主，少数表现为肺外组织胞浆菌病。严重播散型少见，但多数预后不佳。临床可分为以下几种类型。

1. 无症状型 只有该菌吸入感染但无任何症状，肺内常出现多发性钙化。组织胞浆菌素皮试阳性，表明曾有该菌感染。

2. 进行性肺感染型 表现为肺内单个或多发结节及团块病灶，病灶内有分层结构，可有龋齿状缺损及钙质沉着于各层与中心部是其特征。少数可见结节或粟粒布满整个肺野，似血行播散肺结核。临床症状有发热、出汗、咳嗽、可有黏脓性痰是最常见症状，肺结节损害约在数周～数月方能愈合。

3. 急性肺炎型 表现类似于渗出性肺结核或急性细菌性，病毒性肺炎，胸片显示肺部浸润，斑片影或肺实变征象，病变以肺上野居多，常伴肺的淋巴结肿大，还可累及胸膜致胸膜炎和胸腔积液。临床症状有寒战、发热、多汗、食欲减退、咳嗽、咳黏液脓性痰，约 1/3 伴咯血。

4. 播散型 亦称肺外型，多由肺结节型及急性肺炎型恶化所致。胸片常呈肺浸润，空洞形成，粟粒结节及肺门淋巴结肿大影像。临床表现除具有急性肺炎型症状外，并具有肺外表现如肝、脾、淋巴结肿大、贫血、白细胞减少。肾脏、口咽部、中枢神经系统等也可累及，并引起相应表现。该型病程可长可短，可 1～30 个月，预后差。

5. 慢性型 多为重复感染组织胞浆菌孢子所致，或原有静止的病灶再复发引起。此型可表现为多结节、空洞及肺纤维化，病灶亦可穿破脏层胸膜至胸腔，形成脓胸、支气管胸膜瘘。

此外，还有游走性肺炎型，肺内病变可彼伏此起，反复发作数月后消退；纵隔型，胸片仅见纵隔淋巴结肿大而无肺实质异常，个别可致气管压迫和上腔静脉阻塞现象，多数逐渐恢复。

【诊断要点】

1. 职业及鸟禽、畜类排泄物接触史。

2. 组织胞浆菌培养阳性是诊断组织胞浆菌最可靠的证据。病人的体液、分泌物、活检组织均可培养出该菌。

3. 组织病理学检查组织胞浆菌病的组织病理学改变与结核病很相似，因此该项检查的主要目的是发现病原菌。HE、PAS 与嗜银染色是较常用的染色方法。

4. 血清学试验 ①补体结合试验敏感性高、特异性强，是临床诊断的主要依据。一般认为抗体效价＞1∶8 或近期高 4 倍以上为阳性。②免疫扩散法敏感性稍低而特异性高于补体结合试验。实验中出现“H”或“M”沉淀带为阳性，前者常提示活动性感染，诊断价值较高。③组织胞浆菌抗原检测是近几年的一个重要进展，可从患者血清、尿液和脑脊液中检测出来。对免疫缺陷者更具有诊断价值。阳性提示活动性感染。

【治疗方案及原则】

多数患者可自愈而无需治疗。对慢性活动性、播散型组织胞浆菌病、较重患者应积极治疗。

1. 两性霉素 B 为首选，疗效佳，也可应用 5-FC、氟康唑、酮康唑、伊曲康唑等。肺部病变严重伴肺功能减退者，可加用强的松 60～80mg/d。

2. 手术治疗 肺部病灶局限，空洞伴反复咯血者，可考虑手术切除，但手术前后均需应用抗组织胞浆菌药物治疗。

3. 卧床休息和支持治疗亦很重要。避免进入流行区和防止吸入带菌尘埃是预防本病的重要措施。

（马俊义）

第七节 肺放线菌病

【概述】

放线菌病是放线菌属引起的慢性化脓性肉芽肿性病变。放线菌分布广泛，最常见的致病菌是以色列放线菌，多寄生在正常人的口腔黏膜、龋齿周围、扁桃体隐窝及结肠等处而不发病，当外伤、拔牙、口腔细菌、病毒感染时可继发放线菌感染，并蔓延到面、颈部形成瘘管以及蔓延到肺部引起肺放线菌病。

【临床表现】

肺放线菌病起病缓慢，表现为发热、贫血、消瘦、咳嗽、咳痰带血，波及胸膜可形成脓胸，体表多形成胸壁瘘管。X线检查示肺部有大片肺实变区，或有空洞，多在肺门和中下肺野，可伴胸膜粘连和胸腔积液。

【诊断要点】

临床有化脓性损害，瘘管和排出的脓液中有颗粒，标本直接检查或组织病理发现颗粒或革兰染色阳性纤细分枝的菌丝，厌氧菌培养有放线菌生长可确诊。

【治疗方案及原则】

1. 青霉素是首选药物，剂量要大，疗程持续6～18个月，直至病灶痊愈，以避免复发。可与磺胺类、碘化钾合用。

2. 彻底清除瘘管，尽量切除感染组织，是治疗的关键。

有关念珠菌感染的抗真菌药物的选择见表9-1。

（马俊义）

第十章　肺　脓　肿

【概述】

肺脓肿（lung abscess）是由于多种致病菌所引起的肺组织化脓性病变。早期为化脓性炎症，继而坏死形成脓肿。临床特征为高热、咳嗽和咳大量脓臭痰。胸部X线显示一个或多个的含气液平的空洞。多发生于壮年，男多于女。临床上，根据感染的途径可将肺脓肿分为三种类型，即吸入性肺脓肿、继发性肺脓肿和血源性肺脓肿；根据发病的时间可分为急性肺脓肿和慢性肺脓肿。自抗生素广泛应用以来，肺脓肿的发生率已大为减少。

【临床表现】

一、症　　状

1. 急性肺脓肿　起病急骤，患者畏寒、发热，体温可高达39～40℃。伴咳嗽、咳黏液痰或黏液脓痰。炎症波及局部胸膜可引起胸痛，呼吸时加重。病变范围较大时，可出现气急。此外，还有精神不振、乏力、食欲缺乏。约7～10天后，咳嗽加剧，脓肿破溃于支气管，咳出大量脓臭痰，每日可达300～500ml，体温明显下降。痰带腥臭味多提示为厌氧菌感染。患者有时痰中带血或中等量咯血。如果脓肿破入胸腔，可形成脓胸（empyema）、脓气胸（pyopneumothorax）。患者呼吸运动受限，气促加重。

2. 继发性肺脓肿　继发于某些细菌性肺炎如葡萄球菌性肺炎、肺炎杆菌肺炎、流感嗜血杆菌肺炎及军团菌肺炎，可在发病后2～3周，此时肺炎本应治愈或好转，再出现高热，脓痰量增加，常伴乏力症状。

3. 血源性肺脓肿　多表现原发病引起的畏寒、高热等全身脓毒血症的症状。经数日至两周才出现咳嗽、咳痰，痰量不多，极少咯血。

4. 慢性肺脓肿　病程超过2～3个月为慢性肺脓肿。主要表现为慢性咳嗽、咳脓痰、反复咯血、继发感染和不规则发热等，常呈贫血、消瘦。

二、体　　征

体征与肺脓肿的大小和部位有关。病变较小或位于肺脏的深部，可无异常体征。病变范围较大，脓肿周围有大量炎症，可出现实变体征，叩诊呈浊音或实音，可闻及支气管呼吸音，有时可闻湿啰音。如果肺脓腔靠近胸壁可出现空瓮音；病变累及胸膜可闻及患侧胸膜擦音或出现胸腔积液体征。血源性肺脓肿体征大多阴性。慢性肺脓肿患者患侧胸廓略塌陷，叩诊浊音，呼吸音减弱，常有杵状指（趾）。

三、实验室检查

1. 血象　血白细胞总数升高，总数可达（20.0～30.0）$\times 10^9$/L，中性粒细胞均显著增加并核左移，中性粒细胞在80%～90%以上，可出现中毒颗粒。慢性肺脓肿患者的白细胞无明显改变，但可有轻度贫血。

2. 病原学检查　痰液涂片革兰染色检查、痰液培养、包括厌氧菌培养和细菌药物敏感试验。可采用纤维支气管镜防污染毛刷采集标本或经胸腔穿刺采集胸腔脓液，进行厌氧菌和需氧菌培养。血源性肺脓肿患者的血培养可发现致病菌。

3. X线检查　肺脓肿的X线表现根据类型、病期、支气管的引流是否通畅以及有无胸膜并发症而有所不同。

吸入性肺脓肿在早期化脓性炎症阶段，其典型的X线征象为大片密度较高的炎性模糊浸润阴影，边缘不清，分布在一个或数个肺段，与细菌性肺炎相似。脓肿形成后，大片密度高的炎性阴影中出现圆形透亮区及液平面。在消散期，脓腔周围炎症逐渐吸收，脓腔缩小而至消失，最后残留少许纤维条索阴影。

慢性肺脓肿脓腔壁增厚，内壁不规则，周围炎症略消散，但不完全，伴纤维组织显著增生，并有程度不等的肺叶收缩，胸膜增厚。纵隔向患侧移位。

血源性肺脓肿在一侧或两侧圆形多发的浸润阴影，中心可见透亮区及液平。

肺脓肿并发脓胸时，患侧胸部呈大片浓密阴影；若伴发气胸则可见液平。

胸部CT检查可发现多发类圆形的厚壁脓腔，脓腔内可有液平出现。脓腔内壁常表现为不规则状，周围有模糊炎性阴影。

【诊断要点】

有吸入史及口腔疾病，根据临床表现如急性或亚急性起病，畏寒发热，咳嗽和咳大量脓性痰或脓臭痰，血白细胞升高，胸部X线肺脓肿改变，可建立诊断。

【鉴别诊断】

肺脓肿由于肺内空腔样病变应与下列疾病相鉴别。

1. 细菌性肺炎　早期肺脓肿与细菌性肺炎在症状及X线表现上很相似。

细菌性肺炎中肺炎球菌肺炎最常见，常有口唇疱疹、铁锈色痰而无大量黄脓痰。胸部X线片示肺叶或肺段实变或呈片状淡薄炎性病变，边缘模糊不清，但无脓腔形成。

2. 肺结核　发病缓慢，病程长，常伴有结核毒性症状，如午后低热、乏力、盗汗、长期咳嗽、咯血等。胸部X线片示空洞壁较厚，其周围可见结核浸润病灶，或伴有斑点、结节状病变，一般空洞不伴液平，有时伴有同侧或对侧的结核播散病灶。痰中可找到结核杆菌。继发感染时，亦可有多量黄脓痰，应结合过去史，在治疗继发感染的同时，反复查痰涂片抗酸染色可发现结核杆菌。

3. 支气管肺癌　肿瘤阻塞支气管引起远端肺部阻塞性炎症，呈肺叶、段分布。癌灶坏死液化形成癌性空洞。发病较慢，常无或仅有低度毒性症状。胸部X线片示空洞常呈偏心、壁较厚、内壁凹凸不平，空洞内一般无液平，空洞周围无炎症反应。由于癌肿经常发生转移，故常见到肺门淋巴结大。通过X线体层摄片、胸部CT扫描、痰脱落细胞检查和纤维支气管镜检查可帮助确诊。

4. 肺囊肿继发感染　肺囊肿呈圆形、腔壁薄而光滑，常伴有液平，周围无炎性反应。患者常无明显的毒性症状或咳嗽。若有感染前的X线片相比较，则更易鉴别。

【治疗方案及原则】

1. 对于上呼吸道、口腔的感染灶积极治疗。口腔手术时，应将分泌物尽量吸出。昏迷或全身麻醉患者，应加强护理，预防肺部感染。早期彻底治疗和痰液引流是根治肺脓肿的原则和关键。

2. 抗生素治疗　急性肺脓肿的感染细菌包括绝大多数的厌氧菌都对青霉素敏感，疗效较佳，故最常用，剂量根据病情。药物选择见表10-1。

表10-1　肺脓肿治疗常用抗生素及使用方法

常用药物	剂量及用法	备　注
青霉素G（penicillin）	可用至1000万U/d，分4～6次/日，静脉注射	脆性类杆菌对青霉素不敏感
甲硝唑（metronidazole）	1～2g/d，静脉注射	与青霉素联合覆盖脆性类杆菌
克林霉素（clindamycin）	1.8～3.6g/d，静脉注射	与青霉素联合覆盖脆性类杆菌

对于非厌氧菌感染引起的肺脓肿治疗，应该根据感染病原体选择用药，如嗜肺军团杆菌所致的肺脓肿，红霉素和氟喹诺酮治疗有良效；若为金黄色葡萄球菌感染，特别是耐甲氧西林的金黄色葡萄球菌（MRSA），宜选用万古霉素

和利奈唑胺。如果为革兰阴性杆菌感染，可选择第二代、第三代头孢菌素（头孢西丁、头孢噻肟、头孢他啶）、氟喹诺酮（左旋氧氟沙星、莫西沙星），必要时可联合使用氨基糖苷类抗生素；对阿米巴原虫引起的肺脓肿，应选择甲硝唑治疗。

抗生素疗程一般为8～12周左右，或直至临床症状完全消失，X线片显示脓腔及炎性病变消散，或残留条索状纤维阴影为止。

3. 痰液引流　一般可采用体位引流，辅助以祛痰药、雾化吸入和纤维支气管镜吸引。

4. 其他治疗　支持疗法，加强营养，纠正贫血。

5. 外科治疗　急性肺脓肿经有效抗菌药治疗，大多数患者可治愈，少数治疗效果不佳，可考虑手术治疗。

（孙铁英　柯会星）

第十一章　肺　结　核

【概述】

结核病是由结核分枝杆菌引起的慢性传染病，WHO 已将其列为重点控制的传染病之一。据 WHO 估计全球有 1/3 人口已感染了结核杆菌，每年约有 800 万感染者发展为活动性结核病。中国是世界上 22 个结核病高疫情国家之一，患者总数仅低于印度而居世界第二位。2000 年全国第四次结核病流行病学抽样调查结果为：活动性肺结核患病率为 367/10 万，菌阳及涂阳肺结核患病率各为 160/10 万及 122/10 万。

结核病可侵及全身各器官，其中肺结核为最常见类型，约占 85%，菌阳，尤其涂阳肺结核患者是主要传染源，是防治的主要对象。由于人类免疫缺陷病毒（HIV）感染及艾滋病（AIDS）的蔓延，肺外结核病患病率明显增高而被认为是 AIDS 病的指向性疾病（AIDS-defining disease）。在肺外结核病中，淋巴结结核、结核性胸膜炎、骨关节结核、泌尿生殖系结核病较多见，此外，还有结核性脑膜炎、结核性心包炎、肝、脾结核、脑结核等。结核病常因各种不同的相关症状而首诊于综合医院临床各科，据统计，80%以上肺结核患者首诊于综合医院。在内科日常诊疗工作中，无论是长期发热、慢性咳嗽、咳痰、咯血、胸腹腔、心包腔积液及肺部异常阴影等的病因学诊断，结核病是常需注意鉴别的重要病种之一。

基于感染的结核分枝杆菌的数量、毒力、机体的免疫与变态反应等诸多影响，结核性病变或以渗出性病变为主（结核性炎症）；或以增殖性病变为主（结节性病变）；或以变质为主（干酪样坏死、溶解乃至空洞形成），而有不同的临床表现与经过，上述三种病理改变可交错并存、互相转化、使肺结核有多样的胸部 X 线表现。为了适应诊断、治疗、判定预后及流行病学调查等方面的需要曾有多种的临床分类法。2001 年 7 月我国卫生部公布了新的【结核病分类】（WS196-2001），将结核病分为：①原发性肺结核；②血行播散性肺结核；③继发性肺结核；④结核性胸膜炎；⑤其他肺外结核。原发性肺结核乃是指初次感染结核分枝杆菌而发病者，包括原发综合征及胸内淋巴结结核。血行播散性肺结核乃是由于机体免疫功能低下，变态反应性增高，肺内原发灶、胸内淋巴结或其他脏器病变内的大量结核分枝杆菌于短期内进入血液循环而引起肺部乃至全身播散性结核病，共包括急性、亚急性及慢性血行播散性肺结核。继发性肺结核乃是指原发感染后体内潜伏病灶内的结核杆菌因免疫功能低下等各种诱因重新繁殖、病变活动而发病——内源性“复燃”，少数患者也可因再次感染结核分枝杆菌而发病——外源性再染。

【临床表现】

肺结核的临床症状是机体对疾病发生、发展的反映，是患者就诊、医生诊断疾病的重要线索，其临床表现多样，轻重缓急不一，20%患者可无症状或症状轻微易被忽视。

1. 发热　发热是活动性肺结核患者最常见的表现，发生频率37%～80%，急性血行播散性肺结核、急性结核性多发浆液膜炎患者发热可达87%～100%。一般说，结核病患者的发热可能有如下特点：①起病隐匿、慢性迁延、无明确发病史；②“午后潮热”：较长期的午后或傍晚低热乃至中度发热，以后逐渐退热，常伴有盗汗（夜汗）、面颊潮红、疲乏、无力、体重下降等慢性结核中毒症状，女性患者可有月经周期紊乱或闭经；③或呈不规则发热，多发生在劳累后及女性患者月经期前；④血象检查多无白细胞总数、中性粒细胞明显增多及核左移等急性感染常有的表现，急性血行播散性结核病时，偶有类白血病反应；⑤一般性抗感染治疗无效，多数患者可于有效的试验性抗结核药物治疗2～4周内退热。

2. 咳嗽、咳痰　是各种呼吸系统疾病最常见的症状。肺结核患者的咳嗽、咳痰的严重程度与病情密切相关。早期轻症肺结核可无咳嗽或仅有轻微干咳或少量白黏痰，病变活动、空洞形成、并发支气管结核、结核性支气管扩张时则咳嗽频繁伴多量白黏痰或黄痰或血痰，当并发肺门、纵隔淋巴结结核、淋巴结支气管瘘时则常有阵发性刺激性干咳与喘鸣，听诊时可闻及限局性哮鸣音，有时咳出“豆腐渣样”干酪样物质或血痰。当并发脓气胸、胸膜支气管瘘时，常于阵发性剧咳后排出较多脓痰或脓血痰，局部可闻及响亮性啰音及空瓮音。

3. 咯血　是支气管肺部疾病常见的症状，需要与心血管疾病、血液病、变态反应性疾病相鉴别。当肺结核病变活动进展、侵袭邻近血管时则可发生咯血，咯血量因累及血管的大小、动脉、静脉或毛细血管而不同，空洞性肺结核较易发生咯血，纤维厚壁空洞内 Rasmussen’s 动脉瘤或支气管动脉破损时咯血量大，可引起失血性休克或窒息。但陈旧性肺结核由于纤维灶的牵拉、继发性支气管扩张或钙化灶脱落也可引起咯血。急性渗出性病变由于毛细血管通透性增高可出现血染痰，反复血痰或咯血还应考虑有支气管结核、支气管结石等可能。

4. 呼吸困难　引起呼吸困难的病种很多，可分为肺源性、心源性、中毒性、神经精神性及血源性五大类。轻度肺结核常无呼吸困难，当肺部病变广泛或伴广泛胸膜增厚、膈肌粘连、支气管结核所致的气管、支气管管腔狭窄或支气管旁肿大淋巴结的压迫或并发肺叶或全肺不张时均可有不同程度的呼吸困难。当并发大量胸腔、心包腔积液、肺源性心脏病、心功能不全时，常有明显呼吸困难，并发张力性气胸、纵隔气肿时则呈急性发作性的呼吸困难并伴有锐性胸痛、重度发绀。

5. 结核超敏感症候群　包括结核风湿性关节炎、结节性红斑及疱疹性结膜角膜炎。多见于青年女性，患者可有四肢关节痛、低热、血沉增快、但抗链"O"滴定度不高、类风湿因子阴性、关节无明显肿胀、畸形，抗风湿治疗无效而PPD皮肤试验呈强阳性或阳性，抗结核治疗可奏效，进一步检查有时可发现肺门、纵隔和（或）腹腔淋巴结结核和（或）盆腔结核病。有些患者还可反复出现结节性红斑或环形红斑，多见于下肢胫前伸侧或踝关节附近，常有多发、反复、易于融合、周围有组织水肿等特点。有时患者则表现为疱疹性结膜角膜炎，排除寄生虫、病毒及其他细菌感染所致的变态反应后，应考虑可能为结核超敏感反应的表现。

6. 当并发肺外结核　如结核性胸膜炎、结核性脑膜炎、结核性腹膜炎、骨关节结核时则可出现相应的临床症状与体征。

【胸部X线表现】

胸部X线检查是诊断肺结核的主要手段之一。各种先进技术的发展更有利于胸部X线检查不易发现的细微病变及隐蔽区的病变。影像学检查对异常阴影的发现及定位显著优于其他检查，但在定性诊断方面则需密切结合临床及细菌学等各项检查，全面综合考虑。

1. 原发性肺结核　由好发于上肺叶下部、或下肺叶上部、近胸膜下、以渗出性病变为主的原发灶、引流的淋巴管炎、及相应引流区域的肺门、纵隔淋巴结肿大组成原发综合征，常呈哑铃状或双极样表现，有时原发灶已吸收仅有肺门、纵隔淋巴结肿大——胸内淋巴结结核。由于肿大淋巴结的压迫可并发肺不张。肺门、纵隔淋巴结结核的X线表现可能有如下特点：①肿大淋巴结周围常有浸润，边缘模糊；②常为多组淋巴结肿大且具有融合倾向；③肿大淋巴结中心可有低密度区、增强CT扫描可呈环形增强；④原发灶及/或淋巴结内有钙化。

2. 血行播散性肺结核　典型的表现是双侧上中下肺野呈现分布均匀、大小一致、密度相等的1～3mm粟粒样小结节，"三均匀"，小结节境界常欠清晰提示结节周围有炎性渗出，部分结节可融合，有些患者还可同时伴有肺门纵隔淋巴结肿大、胸膜炎、心包炎等。但粟粒性肺结核早期，胸片可仅表现肺部透过度降低而不能显示明确的粟粒结节影，胸部高分辨率CT扫描（HRCT）可较早发现粟粒性微结节，有助于早期诊断。亚急性及慢性血行播散性肺结核则于双肺上中肺野显示多数小结节状及小斑片影、结节的分布、大小、密度、有从肺尖至肺底呈逐渐递减的趋势。

3. 继发性肺结核 胸部X线表现多样，轻重不一，轻者仅于一侧或双侧肺尖或锁骨下区呈现斑点状、条索状或小片浸润影；也可表现为密度较高、境界清晰的球形阴影（结核球）、其内可有小溶解区或钙化、周围有卫星灶；或呈现肺段性分布的片絮影及（或）空洞。重者则呈大叶或小叶性干酪性肺炎；慢性迁延者则表现为纤维厚壁空洞伴广泛支气管播散灶、胸膜增厚、肺体积缩小、肺门上提乃至一侧损毁肺。一般说，继发性肺结核的X线表现可能有以下特点：①病变好发于上叶尖、后段及下叶背段，常为多肺段性病变；②病变呈多形态改变（即渗出性、增殖性、干酪性病变并存，还可伴有钙化、纤维条索影）；③较易形成空洞、常伴有支气管播散灶，有时空洞近肺门侧可显示双轨样的引流支气管影；④病变吸收较慢、短期内常无明显改变。

【诊断要点】

1. 病史 既往有与肺结核患者，尤其涂阳肺结核患者的密切接触史，对诊断有重要提示作用，既往曾有肺结核或肺外结核病史也有重要参考价值。可除外其他病因所引起的结节性红斑、关节胀痛及疱疹性结膜角膜炎者对诊断也有重要临床意义。

2. 咳嗽、咳痰2周或3周以上或伴有胸痛、胸闷、发热、体重下降、咯血等症状、经对症及抗感染治疗无效者，应怀疑有肺结核的可能性，宜进一步检查。

3. X线胸片检查有与肺结核相符的上述各种表现。值得注意的是HIV感染/AIDS、糖尿病等患者是结核病的高危人群，可呈现不典型的胸部X线改变：如下叶肺结核、下叶空洞或多发性空洞或空洞周围有明显浸润病变等。

4. 痰细菌学检查 包括痰涂片及培养，是肺结核病原学诊断的直接证据，是临床确诊、判断疗效的重要依据，但涂片染色法检出率不高，仅30%～50%，痰标本中结核分枝杆菌数量达到10^4～10^5个细菌/ml时才能检出，且抗酸杆菌在形态上不能与非结核分枝杆菌鉴别。培养法的检出灵敏度为10^1～10^2/ml痰，但培养时间需4～6周左右，有条件时可采用Bactec系列及其他液体培养基，报告时间可缩短。

5. 结核菌素纯蛋白衍生物（PPD）皮肤试验 是判断结核感染的主要方法和流行病学调查感染率的指标，但PPD并非纯化抗原，含有其他非结核分枝杆菌共有的抗原成分，因此在鉴别结核或非结核分枝杆菌感染、区分卡介苗接种后反应与结核自然感染等方面均有一定局限性，而且不少临床研究发现0.5%～20%活动性结核病可呈现假阴性。结核病患者伴免疫功能低下或并发HIV感染/AIDS者假阴性率更高。故其诊断价值主要是儿童结核病。PPD强阳性提示机体处于超敏感状态，对原发性肺结核、结核性浆液膜炎的诊断有参考价值，PPD 皮肤试验近期阳转者也有一定意义，需进一步检查。

6. 有条件时还可采用免疫学、分子生物学等方法检测血清及体液中抗结核抗体，痰标本的结核杆菌特异性 DNA 片段以辅助诊断。

7. 高度怀疑肺结核但未获确切证据、且基本上可排除其他非结核性肺部疾病、又无使用抗结核治疗禁忌证者，可在严密观察下进行诊断性治疗。

总之，肺结核尤其菌阴肺结核需结合临床及影像学变化进行综合诊断。还需注意与其他疾病鉴别，如原发性肺结核需注意与结节病、恶性淋巴瘤、中心型肺癌以及其他可引起肺门、纵隔淋巴结肿大的疾病鉴别。血行播散性肺结核需与病毒、支原体、衣原体、卡（伊）氏肺孢子菌及细菌引起的急性肺部感染性疾病鉴别，还需与弥漫性细支气管肺泡癌、转移性肺癌、肺尘埃沉着病、肺间质纤维化等鉴别；继发性肺结核则需与各种不同病因的肺部炎性病变鉴别；结核性空洞需与肺化脓、癌性空洞、坏死性肉芽肿等鉴别；结核球则需与周围型肺癌、错构瘤、炎性假瘤等鉴别。

【附】

菌阴肺结核的诊断

定义：菌阴肺结核为 3 次痰涂片及一次痰培养阴性的肺结核。其诊断标准：

1. 典型肺结核的临床症状和胸部 X 线表现。
2. 抗结核治疗有效。
3. 临床上可排除其他非结核性肺部疾患。
4. 结核菌素（PPD 5TU）皮肤试验强阳性；血清抗结核抗体阳性。
5. 痰结核菌 PCR＋探针检测阳性。
6. 肺外组织病理检查证实结核病变。
7. BALF 检出抗酸杆菌。
8. 支气管或肺部组织检查证实结核性改变。

存在肺部疾患具备 1～6 条中三项或 7～8 条中任何一项可确诊。

【治疗原则与方案】

原则：化学疗法是结核病的基本治疗，早期、联合、规律、全程、适量是结核病化疗的原则，以期达到消灭结核菌、治愈疾病、防止耐药菌产生、减少复发的目的。加强化学管理，实施直接观察下的督导化疗（至少在强化期），是确保患者按规定疗程、按时接受合理治疗的有效措施。化疗方案的制订与选择应根据病情（病变严重程度及范围、排菌情况、有无伴发症、併发症）、既往治疗史（初治、复治或耐药）等决定。化疗方案一般包括强化期与巩固期

(持续期) 二个阶段；强化期 (2～3 个月)：联合采用 3～4 种抗结核药物，以期尽快杀灭不同代谢状态的结核菌、减少传染性、促进病变尽早吸收。巩固期 (4～7 个月)：联合采用 2～3 种或 4 种药物以达到继续杀灭残留菌群，巩固疗效、防止复发。治疗期间还需观察各种抗结核药物可能发生的毒副反应如肝功能异常、过敏反应、听力障碍、眩晕、肾功能障碍、胃肠道反应、血象异常等。此外，根据病情进行合理营养及适当休息。

1. 药物　常用的抗结核药物有异烟肼 (INH，H)、利福平 (RFP，R)、利福喷汀 (RFT，L)、吡嗪酰胺 (PZA，Z)、乙胺丁醇 (EMB，E)、链霉素 (SM，S)，耐药、耐多药肺结核患者则可酌情或根据药敏试验结果选择下列药物：阿米卡星 (AMK，A)、卷曲霉素 (CPM，C)、丙硫异烟胺 (1321TH，TH)、氧氟沙星 (OFLX，O)、左氧氟沙星 (LVFX，V)、利福布汀 (RFB，B) 及含异烟肼及对氨基水杨酸钠的力克肺疾片及其相同产品等。此外，还有固定剂量复合剂：含 HRZ 的卫非特及其相同产品和含 HR 的卫非宁及其相同产品。

2. 化疗方案的有关说明

(1) 为简明起见，化疗方案常由数种抗结核药物的缩写词组成，前组为强化期用药品种，后组为巩固期用药品种。

(2) 药名前的阿拉伯数字表示用药月数。

(3) 药名右下方的阿拉伯数字表示每周用药次数，未附加者表示每天用药。括号内药物表示可替代使用。

3. 常用化疗方案

(1) 初治菌阳肺结核：指从未接受过抗结核药物治疗或接受过抗结核药物治疗但不超过 1 个月的痰菌阳性 (涂片及/或培养)，还包括伴有空洞或血行播散性肺结核初治菌阴患者，可根据病情选用下列方案：

1) 2HRZE (S)/4HR；

2) 2HRZE (S)/4HRE；

3) 2HRZE (S)/$4H_3R_3$；

4) $2H_3R_3Z_3E_3$ (S_3)/$4H_3R_3$；

5) 2HRZ/4HR；

注 1：痰菌持续阳性时可适当延长疗程。血行播散性肺结核、原发性肺结核疗程宜为 12 个月，合并结核性脑膜炎或重要器官的肺外结核、糖尿病、肺尘埃沉着病、免疫功能低下 (包括 HIV 感染和 AIDS 者)，总疗程不少于 1 年。

注 2：如因各种原因强化期不含 PZA 者，则可采用 9HRE。

(2) 初治菌阴肺结核

1）2HRZ/4HR；

2）$2HRZ/4H_3R_3$；

3）$2H_3R_3Z_3/4H_3R_3$；

（3）复治菌阳肺结核

1）2HRZES/6HRE；

2）$2HRZES/6H_3R_3E_3$；

3）$3H_3R_3Z_3E_3S_3/5H_3R_3E_3$；

4）3HRZEO（V）/$5H_3L_1O_3$（V_3）；

注：如属耐药肺结核，宜酌加敏感药物。O为氧氟沙星，V为左氧氟沙星。

（4）耐多药肺结核乃是指药物敏感试验结果，证明至少耐HR或HR及其他药物者。应根据药物敏感试验结果及既往用药史，可选择由3种新药或敏感药物在内的4～5种抗结核药物组成的化疗方案（表11-1），强化期至少3个月，总疗程为21个月或以上。

表11-1 常用抗结核药物剂量、用法及主要毒副反应

药名	每日疗法			间歇疗法		用法	主要毒副反应
	成人（g）		儿童	<50kg	≥50kg		
	<50kg	≥50kg	（mg/kg）				
异烟肼	0.3	0.3	10～15	0.5	0.6	一次顿服	肝毒性、末梢神经炎
利福平	0.45	0.6	10～20	0.6	0.6	空腹顿服	肝毒性、胃肠反应、过敏反应
利福喷汀	–	–	–	0.45～0.6 （周1～2次）	0.6	空腹顿服	同利福平
吡嗪酰胺	1.5	1.5	30～40	2.0	2.0	分服或顿服	肝毒性、胃肠反应、痛风样关节炎
乙胺丁醇	0.75	1.0	–	1.0	1.0～1.25	顿服	视力障碍、视野缩小
链霉素	0.75	0.75	20～30	0.75	0.75	肌注	听力障碍、眩晕、肾功能障碍、过敏反应
对氨基水杨酸钠	8.0	8.0	150～250	10	12	静滴	肝毒性、胃肠反应、过敏反应
丙硫异烟胺	0.6	0.6				分服	胃肠反应、口感金属味
卷曲霉素	0.75	0.75				肌注	同链霉素、电解质紊乱
阿米卡星	0.4	0.4				肌注或静滴	同链霉素
氧氟沙星	0.6	0.6				顿服或分两次服	胃肠道反应、过敏反应、失眠等
左氧氟沙星	0.4	≥0.4				顿服或分两次服	同氧氟沙星

【病例登记、报告与转诊】

根据卫生部卫疾控（1996）第 5 号文件，已将肺结核列为《中华人民共和国传染病防治法》乙类传染病管理。凡在各级各类医疗卫生机构和医疗单位诊断为活动性肺结核病人或新发现的结核性胸膜炎和其他肺外结核病人或疑似肺结核病人都列为病例报告对象，城镇于 12 小时内，农村 24 小时内向地方卫生行政部门指定的卫生机构寄出传染病报告卡。各级综合医疗机构对诊断或疑似肺结核病人除急、重症、需手术治疗及必须住院治疗者外，均要求填报转诊单，向当地结防机构转诊，进行归口管理。

（马 玙）

第十二章　肺寄生虫病

第一节　肺 包 虫 病

肺包虫病即肺包虫囊肿又称“棘球蚴病”是由棘球绦虫的幼虫引起的一种地区流行性寄生虫病。

【概述】

肺包虫病的主要病原体是细粒棘球绦虫（echinococcus granulosus）的幼虫——棘球蚴在人体肺内寄生所致，主要流行于畜牧地区。我国的内蒙古、甘肃、新疆、宁夏、陕西、西藏、青海、四川等地均发病，近年随着农牧民生活卫生条件的改善，此病已属少见。

犬类动物是该绦虫的终宿主，人、羊、猪、牛等均为中间宿主。成虫寄生于犬类动物的小肠内，其卵随粪便排出。虫卵污染食物而进入人体（或猪、牛、羊）上消化道，胃液消化卵壳，经孵化而成幼虫，即六钩蚴。幼虫穿过胃肠壁进入血流大部分定居于肝脏，形成肝包虫囊肿。少数六钩蚴通过肝脏随血流进入肺循环，在肺内发育成棘球蚴，形成肺包虫囊肿。极少数可通过肺循环进入体循环侵犯其他器官如脑、肾、脾、肌肉等。

【临床表现】

早期患者一般无明显症状，多于体检时发现。多数患者在感染2～3年后，当囊肿逐渐增大引起压迫或并发炎症时，可出现咳嗽、咳痰、咯血。囊肿位于肺边缘，引起进行性胸痛。巨大囊肿或囊肿位于肺门时出现呼吸困难。压迫食管，产生吞咽困难。肺尖部囊肿可压迫臂颈交神经节而引起患侧肩臂痛（Pancoast综合征）和Horner综合征。

【X线表现】

肺包虫囊肿80％为周边型，右肺多于左肺，上叶多于下叶，常为单发，少数多发于一侧或双侧肺部。囊肿直径约1～10cm，亦可大至20cm以上。呈类圆或椭圆形，可随深呼吸或体位改变而变形。囊肿边缘清晰锐利，密度均匀而稍淡，一般低于心影或实质肿瘤密度，周围极少炎性反应。继发感染时边缘可模糊。较大囊肿可呈分叶状或多环状。巨大囊肿可引起纵隔压迫移位，横膈下凹。少数病例可合并肺不张或胸膜炎。

当小支气管被侵蚀穿透后，少量空气进入内外囊之间，可造成以下特殊X线征象：①当少量空气进入其间时，可在囊肿上方形成一弧形透明带即所谓"新月征"；②如空气进入气囊内，可在液平面上方见有两个弧形影，分别代表内囊和外囊，即所谓"双弓征"；③当内囊破裂萎陷并漂浮于液面之上时，囊内液面上可见不规则影，即所谓"水上浮莲征"。

当囊肿穿破支气管，内容物全部咳净而又无感染时可表现为薄壁锐利的含气囊肿。经过一段时间囊腔逐渐缩小闭合，残留纤维化阴影。囊肿破入胸腔时，可表现为胸腔积液或液气胸。当寄生虫衰亡退化后，囊肿体积逐渐缩小，密度增高，囊肿边缘区偶可见弧状、环状钙化影。

【并发症】

1. 囊肿破裂 1/3～1/2患者是在囊肿破裂后来就诊的。病情严重而紧迫，大量囊内液和囊膜骤然进入气管、支气管引起严重呼吸困难，甚至窒息死亡。破入心包、大血管常引猝死。内囊脱落可引起大咯血。中等大囊肿穿破时，患者常突然的剧咳，并咯出大量水样液体和粉皮样碎片，同时可引起皮肤瘙痒、荨麻疹乃至严重的过敏性休克。囊肿破入胸腔时，可有剧烈疼痛，严重呼吸困难、过敏性休克、张力性气胸、脓胸和胸腔继发性包虫囊肿。

2. 继发感染 肺包虫囊肿继发感染时可引起类似肺脓肿的症状，如高热、胸痛、咳嗽、脓痰等。内囊感染坏死，残存的囊壁则形成异物，使脓腔难以闭合。邻近肺组织、支气管可有感染，并可引起支气管扩张。

3. 继发性包虫囊肿 囊肿破裂可使寄生虫头节进入附近组织或血流内，引起组织、器官形成继发性包虫囊肿。一般有三种类型：①血源性播散：多因肺外包虫囊肿破裂所致，经过一定时间在肺内发育为多发性包虫囊肿，在X线与转移瘤很相似。预后不佳，多于数年内死亡。②支气管播散型：肺内原发囊肿破裂后，头节沿支气管播散经1～3年后形继发性包虫囊肿。特点为囊肿数多而密集，多呈肺叶或肺段分布，以下叶为多。③直接蔓延型：肝、脾、膈肌、纵隔等包虫囊肿穿入肺内，形成新的囊肿，为继发性包虫囊肿中最常见者。原发囊肿90%位于肝脏，尤其是肝右叶，常形成肝-肺支气管瘘，原发囊肿未获根治前不易治愈。

【诊断】

肺包虫囊肿的诊断有赖于以下几个方面：

(1) 流行病学 曾在流行地区居住，并有与狗、羊等动触史。

(2) 病史 应注意询问有无过敏反应史和可疑的囊肿破裂史。

(3) 在疑有囊肿破裂的情况下，应痰液、胃液或胸腔积液显微镜检查，如发现棘球绦虫的头节、毛钩、子囊或囊壁，诊断即可成立。

（4）有典型的肺包虫囊肿的X线表现。

（5）约50%以上的患者有轻、中度血液嗜酸性粒细胞增多，在疑有囊肿破裂时尤为显著，对诊断有参考价值。

（6）包虫皮内试验（Casoni试验） 阳性率为60%～90%（红晕直径>23mm为阳性），但假阳性率可达8%。

（7）包虫补体结合试验 阳性率为70%。本试验既有诊断价值，又验证治疗效果。包虫病经过彻底治疗后，补体结合试验常于一年后阴转，如囊肿未治愈或复发，则本试验仍呈阳性反应。

【治疗】

肺包虫囊肿如不治疗，就会进行性生长，迟早会破裂而产生一系列并发症。因此，应及时确诊并及早手术治疗。手术方法主要有肺叶切除和内囊摘除两种。应根据囊肿的大小、部位、有无并发感染、有无胸膜粘连等决定手术种类。大多数病例可采用内囊摘除术治疗。下列情况时可考虑肺叶切除术：①有明显支气管扩张症；②有严重感染；③不能除外肺癌。

内囊摘除术的一般步骤是：在充分暴露囊肿后，经穿刺抽出囊内液体（严防外漏），再注入等量的10%的甲醛液，保留5～10分钟以杀死生发层及头节，然后抽尽液体。此时可切开外囊，将内囊完整取出。残腔可对拢缝合或插入软橡皮管作闭式引流。

（李国华）

第二节 肺吸虫病

【概述】

肺吸虫病（pulmonary distomiasis）是一种由并殖吸虫在肺或其他脏器寄生繁殖所引起的急性或慢性人畜共患寄生虫病，又称并殖吸虫病（paragonimiasis）。人因进食含有并殖吸虫活囊蚴的溪蟹或喇蛄（小龙虾）而感染。临床表现复杂，以咳嗽、咳棕红色果酱样痰或烂桃样痰、胸痛等呼吸道症状为主要特点，常伴有腹痛、皮下结节或包块以及神经系统症状。临床经过可为急性，也可迁移多年。

该病是一种自然疫源性疾病，其病原为并殖吸虫。全球有40多种并殖吸虫，我国以卫氏并殖吸虫和斯氏并殖吸虫（或四川并殖吸虫）为主要感染虫体。病人、病兽或带虫并排虫卵者是本病传染源。人群对肺吸虫病普遍易感。

流行区人群通过食生或半生含囊蚴的溪蟹（如醉、腌或烘烤）、喇蛄，食含有幼虫的野猪肉、或生饮带囊蚴溪水后感染。该病几乎遍布全世界，主要分布在亚洲、美洲和非洲，但不同虫体有不同分布区。我国浙江、福建、台湾、江西、湖南、湖北、贵州、四川、云南、陕西、甘肃、河南、山西、安徽、辽宁、吉林、黑龙江、广东、海南、广西、江苏、上海等省、自治区、直辖市均有病例报告。

并殖吸虫的致病主要由虫体（童虫及成虫）引起。虫体在组织内移行或定居，对局部组织造成机械性损伤，虫体、虫卵以及代谢产物等抗原物质会导致人体的免疫病理反应。基本病变以在器官或组织内形成相互沟通的多房性小囊肿为特点。在肺部可导致肺、胸膜广泛粘连，虫囊肿形成并侵犯支气管壁，慢性病例有明显的肺纤维化。其他器官病变包括腹腔广泛粘连、囊肿或肿块形成，脑部受累，皮下结节形成，眼窝、眼睑、心包、腹腔等均可受累。

【临床表现】

肺吸虫病是以肺部病变为主的全身性疾病，临床表现多变而复杂。潜伏期数日至数十年不等，大多在一年内发病。起病多缓慢，可有低热、乏力、盗汗、咳嗽、咳棕红色果酱样痰或烂桃样痰、胸痛症状，常伴有腹痛、腹泻、皮下结节等其他系统症状。目前临床上根据受累脏器分为五型：

一、肺　　型

肺为卫氏并殖吸虫最常寄生的部位，咳嗽、咳痰、胸痛、咯血为常见症状。典型的痰为棕红色果酱样、烂桃样或带腥味铁锈色痰。铁锈色痰可经数年不断，时常以此症状最早出现。部分病人出现渗出性胸腔积液、胸膜肥厚，偶或有气胸或液气胸等表现。

二、腹　　型

以腹痛、腹泻为主要表现，常在疾病早期出现。也可出现恶心、呕吐、便血。腹痛以下腹或右下腹多见，常呈隐痛，当并发腹膜炎或肠梗阻时表现为剧痛。卫氏并殖吸虫感染患者肝肿大并不少见，有时可扪及肿块。

三、脑和脊髓型

多见于儿童及严重感染的青壮年患者。以脑型多见，可表现为畏寒、发热等感染中毒症状（早期），头痛、呕吐、视神经盘水肿等颅内压增高症状（早期），脑瘫、失语、共济失调、癫痫发作、视幻觉等神经系统症状。脊髓型少见，可出现下肢感觉、运动障碍，瘫痪、腰痛、坐骨神经痛等。

四、结　节　型

以皮下和肌肉结节最常见。皮下包块以斯氏并殖吸虫感染多见，发生于50%～80%的患者。包块常位于腹部皮下，亦可出现在胸部、腰背部等处。其边缘不清，有隐痛或微痒，常此起彼伏，反复出现；最后包块逐渐缩小、变硬。卫氏并殖吸虫感染出现皮下结节者约20%，以腹部至大腿之间分布多见。

五、其　　他

当虫体侵入到其他脏器时可出现相应的临床表现如睾丸炎、淋巴结肿大、心包积液、眼球突出等。

【实验室和特殊检查】

一、外周血检查

多数患者外周血白细胞总数和嗜酸性粒细胞绝对计数增高，后者一般在5%～20%，急性期可达80%。半数患者血沉增快。部分病人肝功能异常。

二、痰　　检

持续痰嗜酸性粒细胞数增高是该病的特点。观察痰量、痰色对诊断有一定价值。痰液镜检可见夏科—雷登结晶和肺吸虫卵。

三、胸部影像学检查

胸部X线表现因病程而异，病灶可单发或多发，也可波及全肺，病灶位置变迁是其特点。可见肺实质浸润阴影，如中下肺野云絮状或椭圆形浸润阴影、密度不均、边缘模糊；囊肿状阴影，如在中下肺野出现的片状或结节状阴影内可见单房或多房性蜂窝状透明区、大小不等的空泡阴影，此为肺吸虫病的特征性表现；此外，肺内条索状阴影、胸膜粘连与肥厚、心包积液等在晚期病人多见。

四、病原学检查

包括直接镜检，活体组织病理检查以及免疫学检查等。

直接镜检痰、粪便、胃液可找到卫氏并殖吸虫的虫卵。

对皮下、肌肉结节或包块、肿大淋巴结、胸腹腔组织标本进行病理学检查，可发现卫氏并殖吸虫的虫卵和成虫、斯氏并殖吸虫的幼虫，以及特征性的病理变化如在弥漫性嗜酸性粒细胞浸润的背景下有清楚的坏死腔穴和窦道形成。

免疫学检查中皮内试验简便易行，阳性率高，但与血吸虫、华支睾吸虫病等有交叉阳性反应，故特异性不高，常用于流行病学调查筛选。补体结合试验对早期痰卵阴性者有一定诊断意义，阳性率高达98%，但亦有交叉阳性反应；酶联免疫吸附试验（ELISA）敏感性和特异性均很高，无交叉阳性反应，故阳性结果具有诊断价值。抗原间接荧光抗体试验（IFAT）、免疫酶染色试验（IEST）方法对成虫和童虫的阳性率在90%以上，但亦存在交叉阳性反应。故联合应用能提高对本病诊断的敏感性和特异性。

【诊断要点】

一、流行病学资料

注意肺吸虫病的流行地区分布或进入流行地区的人群，有生食或半生食含囊蚴的溪蟹（如醉、腌或烘烤）、喇蛄（小龙虾）或进食含有幼虫的野猪肉或生饮溪水。

二、临床资料

有长期发热、咳嗽，反复咳果酱样或铁锈色痰、胸痛、腹痛、腹泻；或游走性皮下结节或包块；或头痛、癫痫、瘫痪等表现；或外周血有持续嗜酸性粒细胞增多并排除其他寄生虫病或感染。

三、实验室和特殊检查

外周血和痰嗜酸性粒细胞增高。痰、粪便或各种体液中找到虫卵，或活组织检查找到虫卵、幼虫、成虫以及发现典型的嗜酸性肉芽肿病变可确诊本病。免疫学检查结果阳性有一定参考价值。胸部影像学出现肺实质浸润阴影、囊肿状阴影、在片状或结节状阴影内可见单房或多房性蜂窝状透明区，以及肺内条索状阴影、胸膜粘连与肥厚、心包积液等表现有助于诊断。

四、排除其他疾病

需要排除肺结核、结核性胸膜炎、结核性腹膜炎、支气管扩张、肺部肿瘤、脑部其他寄生虫病、脑肿瘤、原发性癫痫、肝炎等。

【治疗方案及原则】

肺吸虫病的治疗原则为：病原治疗，对症治疗，手术治疗。具体治疗方案包括：

一、病原治疗

1. 吡喹酮（praziquantel） 为广谱、高效驱虫药。对卫氏并殖吸虫和斯氏并殖吸虫引起的肺吸虫病均有良好疗效。该药具有疗效高、疗程短、使用方便、不良反应少等特点，是目前最理想的病原治疗药物。推荐剂量：75mg/(kg·d)，分3次服用，连用2～3天为一疗程。脑型或重症病人一周后应再重复一个疗程。对疗效欠佳者可根据病情酌情增加疗程。不良反应有头晕、头痛、食欲减退、恶心、呕吐、心悸、期前收缩、过敏反应等，一般较轻而短暂，停药3天左右能缓解。

2. 硫氯酚（硫双二氯酚，bithionol） 又名别丁（Bitin）。推荐剂量：成人3g/d，分3次服用，连续服用15天为一疗程，或间日给药30天为一疗程。儿童剂量50mg/(kg·d)，分3次服用。脑型病人可重复2～3个疗程。不良反应有头晕、头痛、恶心、呕吐、腹痛、腹泻、皮疹等，一般不影响治疗。

3. 丙硫咪唑（阿苯达唑，albendazole） 推荐剂量：8～10mg/(kg·d)，分两次服用，连续服用7天为一疗程。脑型病人可在一周后重复一个疗程。

二、对症治疗

对咳嗽、胸痛、咯血者给予镇咳、镇痛、止血，癫痫发作者给予苯妥英钠或地西泮等，有颅内压增高者给予脱水剂。

三、手术治疗

脑型或脊髓型病人有压迫症状、内科治疗无效时应考虑手术治疗。肺吸虫病的肺内病变多为散在性，不宜手术治疗。皮下包块可在局麻下切开取出虫体。

【预防和预后】

本病为人畜共患疾病，预防首先要控制传染源。宣传教育是预防本病最重要的措施，提倡熟食或不生吃溪蟹和喇蛄，不饮用生水。本病预后一般良好，但脑型或脊髓型病人预后较差，可致残甚至死亡。

（沈华浩）

第三节 肺血吸虫病

【概述】

肺血吸虫病（pulmonary schistosomiasis）是一种由于血吸虫在肺内寄生

或血吸虫虫卵在肺组织沉积引起的寄生虫病，是最常见的异位血吸虫病。临床上除一般血吸虫病表现外，常出现发热、咳嗽、咳痰、咯血、胸痛、气急等呼吸道症状。多见于急性血吸虫病患者。

本病是人兽共患疾病，其病原为血吸虫。已知寄生于人体的血吸虫有6种，在我国长江两岸及其以南十二个省、自治区、直辖市流行的血吸虫病是由日本血吸虫引起。病人的粪、尿、痰等排泄物含有活卵，是本病主要传染源。此外受感染的动物如耕牛、猪、鼠类也是重要传染源。人群对血吸虫病普遍易感。钉螺为血吸虫唯一中间宿主，流行区人群主要通过皮肤、黏膜与疫水接触，如游泳洗澡、洗衣、洗菜、淘米、捕鱼捉蟹、赤足经过钉螺受染区等方式感染。

血吸虫病的主要发病机制是幼虫移行对肺机械性损伤及虫卵引起的免疫学损害。血吸虫虫卵经肝静脉或门静脉的侧支循环进入肺内并沉积于肺组织，到达肺部的幼虫可穿过肺泡壁毛细血管而进入胸腔、纵隔。肺部基本病变包括肺组织充血、出血、嗜酸性粒细胞浸润、以虫卵为中心的嗜酸性肉芽肿伴周围肺泡炎症细胞浸润。该肉芽肿含有大量类上皮细胞和异物巨细胞，与结核结节类似，形成“假结核结节”。

【临床表现】

肺血吸虫病多见于急性血吸虫病患者。在急性感染后1～2周出现低热、咳嗽、咳痰、痰中带血、胸痛、气急或哮喘症状，部分病人出现腹痛、皮肤瘙痒、荨麻疹等过敏症状。在急性感染1个月后出现机体的过敏与中毒反应，病人可表现为间歇或弛张热，热度多在39～40℃，同时伴有畏寒和盗汗，咳嗽加重，可有胸痛、哮喘、血痰等症状。此时病人也可出现严重过敏反应。慢性期病人可出现血吸虫性慢性支气管炎、反复发作的过敏性肺炎、胸膜炎等。

【实验室和特殊检查】

一、外周血检查

急性期患者外周血白细胞总数和嗜酸性粒细胞绝对计数增高，后者一般在15％～20％。部分病人肝功能异常。

二、胸部影像学检查

早期可见两肺纹理增多，散在点状浸润，边缘模糊，以中下肺野为主。之后肺部阴影致密并融合，类似支气管肺炎改变。病情发展可出现粟粒状或空洞状阴影。有时可见钙化现象。当伴有肉芽肿时，与炎性假瘤或肿瘤的表现近似。

三、病原学检查

包括粪便孵化和涂片、活体组织病理检查以及免疫学检查。

从粪便中检出血吸虫虫卵或孵出毛蚴是确诊本病最常用和可靠的方法。检查方法有直接涂片法、重力沉淀法、尼龙袋集卵法、毛蚴孵化法、塑料杯顶管孵化法、湿育法、促孵法、集卵透明法等。

活体组织病理检查主要通过直肠镜或乙状结肠镜钳取可疑黏膜组织作压片镜检。也可通过纤维支气管镜获取支气管黏膜检查血吸虫卵。

免疫学检查中皮内试验简便易行，阳性率高，有早期诊断价值，但与肺吸虫病有交叉反应，适用于流行病学调查和新感染者的筛选。尾蚴膜试验阳性率高达95%，有早期诊断价值，但与肺吸虫病和华支睾吸虫病有交叉反应。环卵沉积试验是目前国内常用的方法，阳性率可达97%，对早期诊断和疗效判断均有一定价值，但与吸虫和丝虫有交叉反应。酶联免疫吸附试验（ELISA）法敏感性和特异性均很高，无交叉阳性反应，对疗效考核有一定价值。

【诊断要点】

一、流行病学资料

疫水接触史是本病诊断的必要条件。病人的籍贯、职业，曾去过疫区并有疫水接触史，对确立诊断有重要参考价值。

二、临床资料

急性期病人可出现发热、咳嗽、血痰、胸痛、气急、哮喘、皮肤瘙痒、荨麻疹等症状。慢性期病人可出现血吸虫性慢性支气管炎、反复发作的过敏性肺炎、胸膜炎等表现。

三、实验室和特殊检查

外周血嗜酸性粒细胞增高。粪便、痰中找到虫卵或孵出毛蚴，或活组织检查找到虫卵可确诊本病。免疫学检查结果阳性有一定参考价值。胸部影像学可见两肺散在点状、边缘模糊阴影以及片状、空洞状阴影，有助于诊断。

四、排除其他疾病

需排除血型播散型肺结核、浸润型肺结核、支气管肺炎、支气管扩张、肺炎性假瘤、肺部肿瘤、伤寒等。

【治疗方案及原则】

肺血吸虫病是全身血吸虫病的一部分，治疗和全身血吸虫病相同。治疗原则包括病原治疗和对症治疗。具体治疗方案包括：

一、病 原 治 疗

吡喹酮（praziquantel）为广谱、高效驱虫药，对各期各型血吸虫均有良好杀虫作用。该药具有疗效高、疗程短、使用方便、不良反应少等特点，是目前最理想的病原治疗药物。吡喹酮治疗各型血吸虫病的推荐剂量与疗程：

1. 急性血吸虫病　成人总剂量为120mg/kg（儿童为140mg/kg），分4～6天用，每日剂量分2～3次服用。

2. 慢性血吸虫病　成人总剂量为60mg/kg，连续服用2天，每次10mg/kg（体重以60kg为限），3次/日。儿童体重在30kg以内者总剂量为70mg/kg。

3. 晚期血吸虫病　适当减少药物总剂量。一般可按总剂量40mg/kg，1次或分两次服用，1日完成。

不良反应有头晕、头痛、食欲减退、恶心、呕吐、心悸、期前收缩、过敏反应等，一般较轻而短暂，不影响治疗。

多种抗血吸虫药物如酒石酸锑钾、硝硫氰胺、双羟萘酸副品红、呋喃丙胺（F-30066）、敌百虫等曾先后应用于血吸虫病的治疗，但均有较严重不良反应。自1977年国内合成吡喹酮后，上述药物均已被替代。

二、对 症 治 疗

急性肺血吸虫病患者应住院治疗。高营养易消化软食、补充维生素、适当补液，有高热和严重中毒症状者可小剂量糖皮质激素治疗。

【预防和预后】

根据流行区具体情况，因地制宜进行防治。采取以灭螺与普治病人、病畜为重点，结合粪便与水管理以及个人防护的综合性措施。在流行区流行季节可用吡喹酮25mg/kg或40mg/kg，一次顿服，每隔14天或1月服药1次。肺血吸虫病患者如能早期接受病原学治疗，预后大多良好。晚期患者如并发上消化道出血、黄疸、肝性脑病等，预后较差。

（沈华浩）

第四节 肺阿米巴病

【概述】

阿米巴病是由溶组织阿米巴感染引起的以痢疾为主要表现的疾病。阿米巴病呈世界性分布，热带和亚热带地区感染率高，中国也属危害严重地区之一，人群感染率约6%，农村高于城市。本病大多无症状，90%感染者为带虫者，约10%病人发展为侵袭性阿米巴病，以阿米巴肠病最常见。肺阿米巴病（pulmonary amebiasis）是指由此原虫感染人体后，侵入肺和胸膜所引起的病变，是阿米巴病肠外并发症之一。多继发于肝脏，少数由肠道经淋巴、血管播散所致，其阿米巴包囊经吸入呼吸道致病的原发性肺阿米巴罕见。在肠外阿米巴病中，肺阿米巴病发病率仅次于阿米巴肝脓肿。据报道肠阿米巴病感染者中，约1%～8%累及肺和胸膜，而在阿米巴肝脓肿中，累及肺和胸膜高达8%～32%。

自然寄生于人体肠道内的阿米巴原虫共6种，但只有溶组织阿米巴对人体有致病力，可引起人体阿米巴病。滋养体是阿米巴的寄生形式，主要寄生于结肠腔和结肠襞中，在体外不能繁殖。滋养体有两种形式，即大滋养体和小滋养体。大滋养体又称组织型滋养体，即致病型。小滋养体又称肠腔型滋养体，是滋养体与包囊的中间过渡类型。包囊是阿米巴的传播形态。单核和双核包囊为未成熟型包囊。四核包囊为成熟包囊，具有传染性，是传播疾病的唯一形态。

当人吞入被四核包囊污染的食物或水后，因包囊囊壁具有抗胃酸作用，包囊顺利通过胃和十二指肠，到达回盲部，此处具有阿米巴生存所需的缺氧环境，再借助于胰蛋白酶的催化作用，囊壁变薄，囊内虫体脱囊而出。初脱囊的虫体具有四个核，因而分裂成四个单核的小滋养体，以肠黏膜细菌等肠内容物为营养，在肠腔内皱襞或肠腺窝间定居下来，以二分裂方式增殖，呈共生状态。在结肠生理功能正常情况下，横结肠以下水份被吸收，营养减少，小滋养体即停止活动，排出内容物，缩小成圆形，进入囊前期，最后形成包囊随粪便排出。在宿主机体抵抗力下降或肠壁损伤或肠道功能紊乱时，小滋养体便依靠其伪足运动和分泌物的作用侵入肠壁，吞噬红细胞和组织细胞，大量增殖，体型增大转变为大滋养体，破坏肠壁组织，致使肠黏膜局部坏死形成溃疡。

阿米巴致病主要通过以下两个机制：①与细胞的黏附：滋养体表面与靶细胞直接接触后，滋养体表面的丝状伪足黏附到靶细胞上；②分泌水解酶：滋养体与宿主接触后，可分泌与虫体侵袭有关的蛋白水解酶，溶解或破坏细胞。

阿米巴原虫侵入肺和胸膜途径多继发于肝脏，阿米巴滋养体由肠道门静脉侵入肝脏形成肝脓肿，肝脓肿可直接溃破到胸腔和肺，引起阿米巴肺脓肿和脓胸。肝脓肿的扩延可使肝、膈、肺间发生粘连，肝脓肿穿破膈肌后直接侵袭肺底部而形成肺脓肿，脓肿可向支气管溃破形成肝—支气管瘘。少数由肠道经淋巴、血管播散所致，肠腔内滋养成体侵入肠襞，由肠襞经淋巴管胸导管入上腔静脉或由直肠下静脉入下腔静脉侵入肺脏，往往两肺呈多发性损害。

【临床表现】

约半数有阿米巴痢疾史，约10%在发病时仍有痢疾症状。肺阿米巴病主要是由阿米巴肝脓肿引起，故发病之初，先有上腹痛、高热、寒战、食欲不振、乏力和盗汗等。随后出现右侧胸痛、咳嗽、咳痰，痰的性质视病情而异，初为干咳或仅有少量黏液痰；肝穿破性肺脓肿者，痰量增多，呈典型的巧克力色痰；有肝支气管瘘者，则以突然咯出大量的巧克力痰为特征，每日量可达500ml，痰液内因混有胆汁呈苦味；并发细菌感染时痰多为脓性，有时可与巧克力色痰交替出现；病变常累及血管，常有不同程度的咯血。肝脓肿向胸腔穿破时，往往突发剧烈右下胸痛和呼吸困难，严重时可合并休克。右肩疼痛亦常见，是由于膈肌受刺激所致。还可伴有恶心、呕吐，甚至黄疸。病程长者可出现营养不良，如消瘦、贫血和水肿。

【辅助检查】

（一）一般检查

急性期白细胞总数和中性粒细胞数增高，血沉增快，肝功能可正常，久病者可有贫血和低蛋白血症。

（二）X线表现

表现随传染途径、病变大小、有无继发感染和胸膜受累而不同。肝源性阿米巴肺脓肿几乎均位于右肺下叶，以下叶前基底段最多见。病变部位呈大片密度增高影，肺脓肿周围多有云雾状浸润影，当脓肿与支气管相通时，可见液平面和不规则脓肿壁。膈肌抬高和运动受限，当出现胸腔积液时，提示肝脓肿溃入胸腔，引起脓胸或由于肝脓肿反应性胸膜炎所致。血源性肺阿米巴病则可见两肺呈支气管肺炎样改变或表现为两肺多发性小脓肿，但单侧者也不少见。

（三）超声波检查

可用于确定有无阿米巴肝脓肿和胸腔积液、积液部位和积液量多少，对穿刺定位亦有帮助。

（四）痰液和胸腔积液检查

典型者胸腔积液与痰外观呈巧克力色，早期胸腔积液可为草黄色渗出液，合并感染时可为黄色脓性。从痰或胸腔中可查到阿米巴滋养体，但阳性率较低，仅约15%～20%左右。检查阿米巴滋养体时标本要新鲜、保温和及时送检，以提高阳性率。合并有阿米巴肠炎者可从粪便或结肠镜取溃疡渗出物检查出溶组织阿米巴滋养体或包囊。

（五）血清学检查

应用已知抗原检测阿米巴抗体，阳性率可高达90%以上，因此对难以找到原虫的肠外阿米巴病诊断意义更大。常用的方法如下：

1. 间接荧光抗体试验（IFA） 滴度≥1∶64为阳性。敏感性高，特异性强。

2. 间接血凝试验（IHA） 滴度≥1∶16为阳性。具有较高的敏感性和特异性，易于推广应用，但技术较复杂。

3. 酶联免疫吸附试验（ELISA） 一般以滴度在≥1∶32以上为阳性。具有良好的敏感性、特异性和重复性。

4. 对流免疫电泳（CIE） 有较高的敏感性和特异性，操作简便。

【诊断】

对具有上述临床表现的病人，尤其是有阿米巴肝脓肿存在时应首先考虑本病，及时进行相应检查。从痰或胸腔积液中查到阿米巴滋养体即可确诊。当超声检查确定有肝脓肿时应做脓肿穿刺，若脓液为巧克力色或查到阿米巴滋养体，对本病诊断有重要价值。血清学检查阳性高，对诊断有一定帮助，但由于抗体效价在阿米巴病痊愈后可持续数月或数年，难以区分活动性感染和既往感染，故应结合临床与其他检查综合判断，在流行区其阴性结果更有价值，即血清学试验阴性可排除本病。阿米巴感染者一般经过3～5天治疗即可收到明显效果，即试验性治疗有助于确诊。

【鉴别诊断】

1. 细菌性肺脓肿 细菌性肺脓肿与阿米巴肺脓肿均有发热、脓痰及胸部X线显示肺内脓腔及液平。但细菌性肺脓肿多位于上叶后段或下叶背段，而阿米巴肺脓肿多见于下叶前段；细菌性肺脓肿的中毒症状更严重，痰为脓性而非巧克力色，很少合并肝脓肿。

2. 细菌性肺炎 阿米巴侵及肺部尚未形成空腔时，与细菌性肺炎相似，但细菌性肺炎为非巧克力色痰，很少合并肝脓肿，抗生素治疗症状很快改善。

3. 细菌性或结核性脓胸 症状较阿米巴病为重，很少合并肝脓肿，胸水为脓性、非巧克力色，胸水细菌培养阳性或抗酸染色阳性，而阿米巴检查阴性。

4. 结核性胸膜炎 阿米巴有时出现反应性胸膜炎，此时胸水可为草黄色，有时误诊为结核性胸膜炎，但结核性胸膜炎中毒症状常较轻，胸水不会转为巧克力色，抗结核治疗有效。血清学检查有鉴别参考价值。

5. 原发性支气管癌 阿米巴肺脓肿可出现血痰或咯血，X线显示脓腔不规则，需要与原发性支气管癌相鉴别，但后者起病隐袭，中毒症状不明显，无巧克力色痰，不合并有肝脓肿，痰脱落细胞学检查、纤维支气管镜检查和肺活检有助于确诊。

【治疗】

（一）抗阿米巴治疗

1. 甲硝唑（metronidazole，灭滴灵） 为首选抗阿米巴药物，对各种形态和部位的阿米巴均有效，适用于肠道和肠外阿米巴病，也可用作无症状感染者，且毒性低、应用广。成人剂量为0.4g，3次/日，连服7天，必要时可重复一疗程，也可用甲硝唑0.5g，静脉点滴，2～3次/日，儿童剂量为50mg/(kg·d)，分3次服用，连用7天。副作用主要为消化道症状如恶心、呕吐，腹泻，腹痛等，大剂量可出现乏力、头晕等神经症状，少数患者可发生皮肤瘙痒、荨麻疹等过敏反应，偶见白细胞减少。服药期间忌酒，否则会引起精神症状。上述副作用停药后可消失。本药有致畸作用，孕妇慎用。甲硝磺达（tinidazole）作用与甲硝哒唑相似，2g/d顿服，连用3天为一疗程，根据病情间隔2～7天可再用一疗程。

2. 替硝唑（tinidazole，硝磺酰咪唑） 疗效与甲硝唑相似，吸收快，副作用小。剂量为2g/d，顿服，连用3～5天，病情需要可重复2～3疗程。

3. 氯喹（chloroquine） 口服全部吸收，在血中浓度较高，肝肺等器官内药物较血浆中高200～700倍，适用于肠外阿米巴病，尤其是体弱者。成人0.6g/d，连用2天后改用0.3g/d，2～3周为一疗程。大剂量时可有头痛、视物模糊、胃肠道反应、皮疹等，少数病例心电图有T波改变。

4. 其他 卡巴胂、氯碘喹啉、二氯散糠酸酯等对肠外阿米巴效果差，主要用于肠道内阿米巴病，可与肠外抗阿米巴药联合应用，以期根治。

（二）引流

阿米巴脓胸应在抗阿米巴药物治疗同时进行穿刺排脓或插管引流，穿刺最好在抗阿米巴治疗2～4天后进行，脓液黏稠者可注入少量无菌生理盐水冲洗，有合并感染者可注入适当的抗生素。大量脓胸，穿刺引流不畅，保守治疗无效者应作插管引流。肺脓肿者采用体位引流有利于脓液咳出和脓肿愈合。

（三）抗生素

有混合感染时，应根据脓液性状与细菌培养等结果选用适当的抗生素全身治疗。另外四环素类能通过抑制肠道共生细菌生长而影响阿米巴原虫的生长繁殖，对肠内阿米巴也有一定疗效。

（四）对症治疗

急性期应卧床休息，给予高蛋白质、高维生素饮食，注意水电解质平衡，适当给予退热、祛痰、止咳、镇痛等处理，慢性期应注意纠正贫血与低蛋白血症。

（五）手术治疗

下列情况应作切开引流或肺叶切除：①长期存在肝支气管瘘或胸膜支气管瘘者；②肺脓肿壁出现不可逆的纤维化，保守治疗经久不愈者。

（六）预防

主要措施有：注意个人卫生；加强粪便管理，防止水源污染；彻底治疗病人和带虫者，消灭传染源；消灭苍蝇、蟑螂，防止疾病传播。

（陈　平）

第十三章　呼吸衰竭

【概述】

呼吸衰竭（简称呼衰），是由于肺内外各种原因引起肺的通气和（或）换气功能严重障碍，以致不能进行有效的气体交换，在呼吸空气（海平面大气压、静息状态下）时，产生严重缺氧（或）伴二氧化碳潴留，从而引起一系列生理功能和代谢紊乱的临床综合征。据患者的病理和病理生理进行合理氧疗和机械通气，为治疗原发病和除去呼衰诱因争取时间，可取得良好疗效。参与损害呼吸功能的多种因素都会导致呼吸衰竭，常见病因可归纳为以下两个方面：

1. 神经中枢及传导系统和呼吸肌疾患、呼吸道病变和胸廓疾患引起呼吸动力损害、增加气道阻力和限制肺之扩张所致单纯通气不足的Ⅱ型呼吸衰竭，以及伴通气与血流比例失调引起缺氧比单纯通气不足更为明显的Ⅲ型呼吸衰竭。

2. 肺组织病变如肺炎、肺不张、肺水肿、急性肺损伤及肺血管疾患和肺广泛纤维化，主要引起通气与血流比例失调、肺内静脉血分流增加和弥散功能障碍的换气功能损害，发生缺氧，因通气过度致二氧化碳分压降低的pH偏碱性的Ⅰ型呼吸衰竭。严重者因肺部病变加重、呼吸肌疲劳伴二氧化碳潴留的高碳酸血症（Ⅲ型呼衰）。

根据病因和起病规律，呼吸衰竭可分为急性呼吸衰竭和慢性呼吸衰竭。

【临床表现】

1. 呼吸困难　表现为呼吸频率、幅度、节律和体位的改变。如COPD呼吸衰竭由慢而深的呼吸变为浅快；半卧位或坐位，辅助呼吸肌参与点头或提肩呼吸。ARDS患者先为快而深大变为浅弱呼吸，伴鼻翼扇动。中枢性呼吸衰竭呈潮式、间歇或抽泣样呼吸等

2. 发绀　是缺氧的典型表现。当$SaO_2<85\%$时，可在口唇、指甲出现发绀

3. 精神神经症状　急性缺氧可立即出现精神错乱、恐惧、狂躁、昏迷、抽搐等症状；慢性缺氧多有智力或定向功能障碍。高碳酸血症在中枢性抑制之前出现失眠、烦躁、躁动的兴奋症状，随后因中枢抑制表现为神志淡漠、肌肉震颤、间歇抽搐、昏睡、甚至昏迷等，并出现腱反射消失，锥体束征阳性。急性呼吸性酸中毒，$pH<7.30\sim7.25$时，会出现精神症状。

4. 血液循环系统症状 心率加快，血压上升和右心功能不全体征。二氧化碳潴留可出现皮肤温暖、颜面红润和搏动性头痛。严重缺氧和酸中毒（pH＜7.30～7.25）会引起心肌损害、血压下降、心律失常、心脏停搏（pH＜6.8）。

5. 消化道和泌尿系统症状 严重缺氧和二氧化碳潴留引起肝肾功能损害。常因胃肠道黏膜充血水肿、糜烂渗血，或应激性溃疡出血。吐咖啡样物或黑便，隐血试验阳性。肾功能损害者还可出现尿少、无尿等。

【诊断要点】

1. 患者有急慢性呼吸衰竭基础疾病病史及诱因。

2. 缺氧或/伴有二氧化碳潴留的上述临床表现。

3. 动脉血气分析能确诊呼吸衰竭的性质及其程度，对指导氧疗、呼吸兴奋剂和机械通气各种参数的调节，以及纠正酸碱失衡和电解质紊乱均有重要价值。

呼吸空气条件（海平面大气压）下，PaO_2＜60mmHg，常伴 $PaCO_2$ 偏低（＜35mmHg）诊断为急性Ⅰ型呼吸衰竭。若伴 $PaCO_2$＞50mmHg 诊断为Ⅱ型呼吸衰竭；慢性呼吸衰竭因机体的代偿，PaO_2＜55mmHg、$PaCO_2$＞55mmHg 作为慢性呼吸衰竭诊断的参考指标，且无明显酸中毒。

4. 要重视对不明原因胸闷气急的患者作动脉血气分析。如在吸空气下，有明显的低氧血症和低碳酸血症和碱中毒，即使胸部平片未见明显异常病变。复查动脉血气结果仍为如此（排除实验因素），应作胸部CT，并告知患者或家属，须进一步诊治。

【治疗原则】

1. 对呼吸衰竭的病因和诱因作相应处理。

2. 保持呼吸道通畅 据患者情况作相应处理；吸出口腔、咽喉部的分泌物和胃内反流物。雾化吸入 β_2 激动剂和胆碱能受体阻滞剂扩张支气管。吸入或静脉应用糖皮质激素。应用祛痰剂，鼓励患者咳痰。有条件可用纤维支气管镜将分泌物吸出，或采用气管插管或气管切开吸痰后机械通气。

3. 氧疗和改善换气功能

（1）通过鼻导管、鼻塞、面罩和机械通气氧疗。吸入氧流量或氧浓度，使 PaO_2＞60mmHg、SaO_2（SpO_2）＞90%～95%。鼻导管或鼻塞（闭口呼吸）的吸入氧浓度（FiO_2）＝（$\dot{V}_IO_2 \times Ti/T_{tot} \times 79\%$）/$\dot{V}_E$，从公式中可知 FiO_2 与每分钟吸入氧流量（$\dot{V}_IO_2$、L/min）和吸气时间与呼吸时间之比 Ti/T_{tot} 成正比，而与每分钟通气量（$\dot{V}_E$）成反比。Venturi 面罩供氧是利用氧流量产生负压，吸入空气来稀释氧，使 FiO_2 控制在25%～50%氧浓度。机械通气吸入氧浓度是通过氧电极来测呼吸机的空气与氧混合器的 FiO_2。

（2）加用呼吸末正压（PEEP）的机械通气模式。PEEP有利于陷闭的小气道和肺泡复张，减轻肺泡和肺间质水肿，改善患者的通气与血流比例、弥散功能，更为重要的是降低肺内静脉血的分流量，提高氧合功能。PEEP的数值应符合患者的病理生理的需要，PEEP过高会增高肺泡压，可引起肺损伤，影响血流动力学。

（3）注意出入液量平衡，减轻肺水肿，必要时在患者血流动力学和电解质（血钾）允许的条件下，应用利尿剂。

（4）并发肾功能不全时，在条件许可下，可进行血液净化，改善肺水肿，清除炎症介质。

（5）糖皮质激素对非感染因素，如肺动脉脂肪栓塞或羊水栓塞、中毒性肺损伤（吸入有害气体），经大剂量短时间的应用，对改善非感染性肺水肿有良好的疗效。

4．增加肺泡通气量，改善二氧化碳潴留　二氧化碳潴留主要是肺泡通气不足引起的，只有增加肺泡通气量才能有效地排出二氧化碳。机械通气治呼吸衰竭疗效肯定，不仅能增加有效肺泡通气量，亦有改善氧合功能。而呼吸兴奋剂治疗呼吸衰竭的效果，取决于患者疾病的病理生理及其病情。具体技术操作参见《临床技术操作规范》。

5．纠正酸碱平衡失调和电解质紊乱　呼吸性酸中毒应通过增加通气量来纠正，如急性呼吸衰竭或慢性呼吸衰竭急性加重产生严重酸中毒，$pH<7.25$ 或发生低血压，或合并代谢性酸中毒，应适当补充碳酸氢钠。呼吸性酸中毒合并代谢性碱中毒且有碱血症者，可适当补氯化钾或氯化钠溶液。

6．抗感染治疗　呼吸道感染是呼吸衰竭最常见的诱因。建立人工气道机械通气和免疫功能低下的患者易反复发生感染，且不易控制。根据痰细菌、真菌培养和药物敏感试验结果等，选择有效的抗生素。

7．并发症的防治　呼吸衰竭可合并消化道出血、心功能不全、休克、肝肾功能障碍和气胸纵隔气肿等并发症，应作相应治疗。

8．营养支持　呼吸衰竭机体超负代谢，易营养不良。抢救时，应作鼻饲高蛋白、高脂肪和低碳水化合物，以及多种维生素和微量元素的饮食，必要时给予静脉高营养。

由各种疾病如COPD、支气管哮喘、肺间质纤维化引起的慢性呼吸衰竭和ARDS的处理可参考相应章节。

（钮善福）

第十四章　急性肺损伤与急性呼吸窘迫综合征

【概述】

急性肺损伤/急性呼吸窘迫综合征（acute lung injury/Acute respiratory distress syndrome，ALI/ARDS）是临床各科危重病人均可发生的急危重症，其病死率极高。过去称成人呼吸窘迫综合征，以期与新生儿呼吸窘迫综合征（infantile respiratory distress syndrome，IRDS）相区别，但儿童也可发生本病，1994 年美、欧 ARDS 联合委员会提出了 ALI/ARDS 新概念，并定义为：由心源性以外的各种肺内外致病因素所导致的急性、进行性缺氧性呼吸衰竭。ALI 和 ARDS 具有性质相同的病理生理改变，严重的 ALI/ALI 最终严重阶段被定义为 ARDS。ALI/ARDS 主要病理特征为肺微血管通透性增高而导致的肺泡渗出液中富含蛋白质的肺水肿及透明膜形成，并伴有肺纤维化。由肺内炎症细胞（如中性粒细胞、巨噬细胞）为主导的肺内炎症反应失控导致的肺泡毛细血管膜损伤是形成肺毛细血管通透性增高性肺水肿的病理基础。病理生理改变以肺顺应性降低，肺内分流增加及通气/血流比例失调为主。临床表现为顽固性低氧血症、呼吸频数和呼吸窘迫，胸部 X 线显示双肺弥漫性浸润影，后期多并发多器官功能障碍。ALI/ARDS 的病因复杂，有 100 多种疾病可并发 ALI/ARDS，大部分患者往往是由多种发病因素所致，其中包括感染性和非感染性炎症、直接肺损伤和间接肺损伤因素。ALI/ARDS 的预后差，目前其病死率仍高达 40％～50％。

【临床表现】

除有原发疾病的相应症状与体征外尚具有以下临床表现：

1. 潜伏期　大多数患者均于原发病后 2～3 天内发生 ALI/ARDS，因此极易误认为原发病病情加剧，常失去早期诊断的时机。

2. 症状

（1）呼吸增快、窘迫：呼吸困难、呼吸频数是 ALIL/ARDS 患者最早、最客观的表现，一般为呼吸频率超过 28 次/分。由于女性和年老体弱者的呼吸次数和呼吸窘迫较轻，故呼吸频率超过 25 次/分时，即应提高警惕性。

（2）咳嗽和咳痰：早期咳嗽不明显，可出现不同程度的咳嗽；亦可小量咯血。

（3）烦躁、神志恍惚或淡漠。

此外，因 ARDS 早期已出现明显的肺水肿，容易伴发肺部感染，有些病人可出现寒战和发热，易误诊为原发疾病所致，应加以鉴别。

3. 体征

（1）发绀：因严重缺氧，而且通过通常的吸氧很难改善，故发绀为本病的重要体征之一。

（2）肺部体征：肺部早期体征较少，中晚期可听到干性或湿性啰音，如出现呼吸困难，吸气时肋间及锁骨上窝下陷。

（3）心率：心率常超过 100 次/分。

4. 胸部 X 线表现

ARDS 的 X 线胸片表现可分为三期：

（1）一期或早期：ARDS 发病 24 小时内，胸片可无异常，或肺血管纹理呈网状增多，边缘模糊。重者可见小片状模糊阴影。

（2）二期或中期：发病 1～5 天，X 线胸片显示以肺实变为主要特征，两肺散在大小不等、边缘模糊、浓密的斑片状阴影，有时可见支气管充气相，心脏边缘清楚。实变影常呈区域性、重力性分布，以中下肺野和肺外带为主，区别于心源性肺水肿。

（3）三期或晚期：发病多在 5 天以上。X 线胸片表现：两肺野或大部分呈均匀的密度增加，磨玻璃样改变，支气管充气相明显，心影边缘不清或消失，呈"白肺"样改变。并发肺部感染时，X 线胸片显示肺纹呈网状或多发性肺脓肿、空洞形成及纵隔气肿、气胸等。

【诊断要点】

1. 动脉血气分析在 ALI/ARDS 诊断中的价值　PaO_2、氧合指数（PaO_2/FiO_2）变化是 ALI/ARDS 诊断的主要客观标准，特别是迄今为止，尚缺少对 ALI/ARDS 早期诊断的简便而有效的诊断指标，顽固性低氧血症（$PaO_2<60mmHg$ 和 $PaO_2/FiO_2<300mmHg$）仍是临床常用的诊断依据。动态监测 PaO_2 有进行性下降趋势，应高度警惕。ARDS 早期为 PaO_2 下降，$PaCO_2$ 正常或下降，pH 升高或正常；晚期为 PaO_2 严重下降同时伴有 $PaCO_2$ 升高和 pH 下降。

2. ALI/ARDS 的高危因素

（1）直接肺损伤因素：严重肺感染、胃内容物吸入、肺挫伤、吸入有毒气体、淹溺、氧中毒等。

（2）间接肺损伤因素：脓毒症（sepsis）、严重的非胸部创伤、重症胰腺炎、大量输血、体外循环、DIC 等。

3. ALI/ARDS 的诊断标准

（1）有发病的高危因素；

（2）急性起病，呼吸频数和（或）呼吸窘迫；

（3）低氧血症：指 ALI 时 $PaO_2/FiO_2 \leqslant 300mmHg$，ARDS 时 $PaO_2/FiO_2 \leqslant 200mmHg$；

（4）胸部 X 线检查两肺浸润阴影；

（5）肺毛细血管楔压（PCWP）≤18mmHg 或临床上能除外心源性肺水肿。

凡符合以上五项可诊断为 ALI 或 ARDS。

【治疗方案及原则】

ALI/ARDS 的治疗，至今尚无特效的方法，目前主要是根据其病理生理改变和临床表现进行多靶点针对性治疗及呼吸功能替代性治疗。积极治疗原发病，特别是控制感染，改善通气和组织供氧，防止进一步的肺损伤和肺水肿，是目前治疗的主要原则。

1. 积极治疗原发病　积极治疗原发病，尽早除去诱因，是治疗 ALI/ARDS 的首要原则。

（1）积极控制感染：严重感染是引起 ALI/ARDS 的首位高危因素，又是 ALI/ARDS 死亡的最主要原因。因此，在危重病人抢救过程中，应严格无菌操作，撤除不必要的血管内导管和导尿管，预防皮肤溃疡，寻找并处理外科感染，以减少医院内感染。对 ALI/ARDSA 并发感染征象的患者，应加强对感染部位的寻找，并应结合血、尿、痰细菌培养和临床情况，选择强有力的抗生素治疗。在培养结果出来以前可按经验用药。

（2）积极抢救休克。

（3）尽量少用库存血。

（4）伴有骨折的患者应及时骨折复位、固定。

（5）危重病人抢救应吸氧，但应避免长时间高浓度的氧吸入，一般吸氧浓度 40%～50%，维持 PaO_2 60mmHg 以上。

2. 改善通气和组织供氧　通过氧疗尽快纠正缺氧是刻不容缓的重要措施，确保维持 $PaO_2 > 60mmHg$。但 ALI/ARDS 的严重缺氧，应用鼻导管和面罩吸氧很难奏效，机械通气治疗是纠正缺氧的主要措施。当吸入氧浓度（FiO_2）> 0.5，而 $PaO_2 < 60mmHg$，应尽早进行机械通气。早期轻症患者可用无创性鼻（面）罩机械通气，多数患者需要气管插管或气管切开作机械通气，最常用的通气模式有间歇指令通气加适度 PEEP（呼气终末正压通气），或低潮气量通气加适度 PEEP，常用 PEEP 水平为 5～15cmH_2O。

3. 严格控制输入液体量　ALI/ARDS 是非心源性肺水肿，应严格控制输入液体量，宜保持体液轻度负平衡（－500ml/d 左右）。必要时可放置 Swan-Ganz 导管，动态监测肺毛细血管楔压，随时调整输入液体量。在血流动力学状态稳定情况下，为减轻肺水肿，可酌情用少量快速利尿剂。

4. 多环节减轻肺和全身损伤　目前国内外已试图针对其主要发病环节，进行药物治疗，以减轻肺和全身炎症。

（1）肾上腺糖皮质激素的应用：肾上腺糖皮质激素可作用于 ALI/ARDS 的多个发病环节。可缓解病情，但也可能增加感染的机会，不主张常规应用，危及生命时可短期应用 1～2 天后立即停药。但对急性胰腺炎、误吸、多发性骨折等并发的 ALI/ARDS，在积极治疗原发疾病的同时，仍主张应用肾上腺素糖皮质激素治疗，常用的剂量为地塞米松 20～30mg/d，疗程宜短。

（2）非皮质醇类抗炎药物的应用：此类药物主要有布洛芬、吲哚美辛和氯芬那酸等。早期应用，方可奏效。

（3）自由基清除剂和抗氧化剂的应用：此类药物有 N-乙酰半胱甘酸、维生素 E、超氧化物歧化酶（SOD）等。目前临床上应用的经验不多，疗效不肯定。

5. 加强营养支持　ARDS 患者机体处于高代谢状态，能量消耗增加，即使在恢复期亦持续较长时间。因此，必须尽早地给予强有力的营养支持。

（钱桂生）

第十五章　原发性支气管肺癌

【概述】

原发性支气管肺癌（简称肺癌）是发生于支气管肺系统的恶性肿瘤。肺癌患病率目前已列为各种恶性肿瘤之首，其病死率也位居各种癌症之首。根据癌肿发生的部位不同，临床常分为中央型和周围型，前者肿瘤发生在段及段以上支气管，后者发生于段以下支气管。

病理组织学将肺癌分为鳞状细胞癌、腺癌（包括细支气管肺泡癌）、小细胞未分化癌和大细胞未分化癌。此外尚有腺鳞癌、癌肉瘤、巨细胞癌等。尽管目前有多种治疗措施，但其远期疗效均不理想。

【临床表现】

肺癌的临床表现与病灶部位、大小、病理类型、病程及有无转移密切相关。其表现可分为：

1. 原发中央型或支气管内肿块引起的症状　咳嗽（特别是刺激性干咳）、痰血或咯血、哮喘、梗阻引起的呼吸困难、阻塞性肺炎（发热、咳痰）。

2. 原发周围型引起的症状　胸膜或胸壁受累引起的疼痛、咳嗽、呼吸困难、肿瘤形成空洞而发生的癌性脓疡。

3. 淋巴结转移引起的症状　气管受压引起呼吸困难、食管受压引起吞咽困难、喉返神经受累引起音嘶、膈神经受累引起的膈麻痹和呼吸困难、颈交感神经受累引起 Horner 氏征、颈 8 和胸 1 神经受累引起的疼痛和肺上沟综合征、上腔静脉压迫综合征、心包积液、心律不齐及心力衰竭、淋巴梗阻导致胸腔积液、肺内淋巴管播散引起呼吸困难、缺氧。

4. 胸膜转移产生胸水。

5. 远处转移引起的症状　骨转移：疼痛及运动障碍，脑转移：颅内压增高的症状及限局性症状和体征，肝转移：上腹痛、黄疸。

6. 肺外非特异性表现（副癌综合征），见表 15-1。

【诊断要点】

1. 病理学诊断

（1）组织学诊断：经手术病理切片、活检组织切片、肺外淋巴结或转移灶活检，组织学表现符合肺癌者。

表 15-1 肺癌肺外非特异性表现

全身性	凝血性疾病（1%～4%）
厌食—恶液质（31%）	游走性栓塞性静脉炎
发热（21%）	非细菌性栓塞性心内膜炎
免疫抑制	弥散性血管内凝血（DIC）
内分泌（12%）	毛细血管性渗血性贫血
异位副甲状腺素、高血钙症（鳞癌）	血小板减少性紫癜
抗利尿素分泌失常：稀释性低钠血症（小细胞癌）	皮肤（1%）
异位 ACTH 分泌：Cushing 综合征（小细胞癌）	皮肌炎
骨骼	黑棘皮症
杵状指（趾）（29%）	硬皮病
增生性骨关节病（1%～10%）（腺癌）	掌跖皮肤过度角化症
神经肌肉（1%）	血液（8%）
肌无力综合征（Eaton-Lambert 综合征）（小细胞癌）	贫血
周围性神经病	粒细胞增多症
亚急性小脑变性	红细胞增多症
皮质变性	肾（<0.1%）
多发性肌炎	肾病综合征
	肾小球肾炎

（2）细胞学诊断：痰液、支气管镜毛刷、抽吸、冲洗及刮匙等获得细胞学标本，镜下所见符合肺癌细胞学标准者，诊断可以确立。须注意除外上呼吸道甚至食管癌肿。

2. 临床诊断　符合下列各项之一者，可以确立临床诊断：

（1）X 线胸片、CT 见肺部有孤立性结节或肿块阴影，有周围型肺癌特征表现如脑回状、分叶、细毛刺状、胸膜牵曳和小空泡征，并在短期内（2～3 个月）逐渐增大者，尤以经过短期积极药物治疗，可排除非特异性炎性病变，临床上无结核病特征者。

（2）段性肺炎在短期内（一般为 2～3 个月）发展为肺叶不张，或肺叶不张在短期内发展为全肺不张者，或在其相应部位的肺根部出现肿块，特别是生长性肿块者。

（3）上述肺部病灶伴有远处转移、邻近器官受侵或压迫症状表现者，如邻近骨破坏、肺门和（或）纵隔淋巴结明显增大，短期内发展的腔静脉压迫症、同侧喉返神经麻痹（排除手术创伤后）、臂丛神经、膈神经侵犯等。

【鉴别诊断】

肺癌需要与以下疾病鉴别：

1. 良性肿瘤，包括肺错构瘤。

2. 肺结核球、干酪性肺炎、急性粟粒型结核、空洞性肺结核。

3. 肺脓肿。

4. 炎性假瘤。

5. 纵隔肿瘤等。

【治疗】

肺癌的治疗，拟订方案前，应首先了解病人全身健康状况、肺癌的组织学类型、生物学特性和临床病期等，并加以全面分析，然后拟定合理的治疗方案。

1. 治疗方案的选择 不同种类及不同分期的肺癌的治疗方案选择，如表15-2所示，但需结合患者个体状况适当选用。

表15-2 肺癌治疗方案的选择

	Ⅰ期	Ⅱ期	Ⅲa期	Ⅲb期	Ⅳ期
非小细胞肺癌（NSCLC）	手术治疗，术后化疗效果未能肯定	手术、术后推荐用化疗	1. 手术后化疗（或加放疗） 2. 化疗+放疗 3. 化疗+手术+化疗（或加放疗）	化、放疗为主，T4中侵隆突气管手术或加放疗和化疗	化疗为主 支持治疗 对症性放疗
小细胞肺癌*（SCLC）	手术+化疗	化疗+手术+化疗	化疗+放疗为主，疗效显著，有条件者加用手术和术后化疗	化、放疗为主	化疗为主 保守性放疗 支持治疗

注：*切端（+）者术后+放疗

2. 化疗

（1）化疗原则

1）严格掌握适应证，必须在有癌症化疗药物应用经验的医生指导下治疗。

2）化疗时应根据病理组织类型、病人的年龄、耐受性、机体状况和器官功能状况制定。

3）强调根据体表面积计算药物剂量。

4）一般以21～28天为1周期，应连续应用2周期后行疗效评定，不宜随意改变化疗方案，除非1周期后出现病变进展或毒副反应达到Ⅲ/Ⅳ级，病人不能耐受才考虑改变方案。

5）必须有化疗前2周内影像学检查结果、血常规和肝肾功能，通常患者外周血白细胞大于4.0×10^9/L，血小板大于100.0×10^9/L时可进行化疗。当低于此数值而又必须化疗者，可考虑减量和（或）用粒细胞集落刺激因子支持治疗。

6）化疗前详细询问化疗药物过敏史。

7）化疗前签署知情同意书。

（2）化疗方案（此方案及用药剂量仅供参考，重要的是依据患者病理组织学特征及个体状况决定用药种类及剂量，每种药物使用前，必须详细阅读说明书）。

NSCLC

（1）	长春瑞滨（vinorelbine）	25mg/m^2，静推 10 分钟，第 1、8 天
	顺铂（cisplatin）	80mg/m^2，静点，第 1 天
	21 日为一周期	
（2）	紫杉醇（paclitaxel）	175mg/m^2，静点 3 小时，第 1 天
	卡铂（carboplatin）	300～400mg/m^2，静点，第 2 天
	28 日为一周期	
（3）	吉西他滨（gemcitabine）	1000～1250mg/m^2，静点，第 1、8 天
	顺铂（cisplatin）	80mg/m^2，静点，第 2 天
	21 日为一周期	
（4）	丝裂霉素（mitomycin）	6mg/m^2，静推，第 1 天
	异环磷酰胺（ifosfamide）	3g/m^2，静点，第 1 天
	顺铂（cisplatin）	60～80mg/m^2，静点，第 2 天
	21 日为一周期	

注：铂类药物要求适当水化，异环磷酰胺要求同时使用尿路保护剂美司钠（MESNA）400mg 静脉推注，每 4 小时 1 次（0 小时、4 小时、8 小时），共 3 次。紫杉类要求预处理。

SCLC

（1）	卡铂（carboplatin）	300～400mg/m^2，静点，第 1 天
	依托泊苷（etoposide）	60mg/m^2，静点，第 1～5 天
	28 日为一周期	
（2）	环磷酰胺（cyclophosphamide）	800mg/m^2，静推，第 1 天
	多柔比星（doxorubicin）	40mg/m^2，静推，第 1 天［或表柔比星（epirubicin）60mg/m^2］
	依托泊苷（etoposide）	60mg/m^2，静点，第 1～5 天
	21 日为一周期	
（3）	环磷酰胺（cyclophosphamide）	800mg/m^2，静推，第 1 天

多柔比星（doxorubicin） 45mg/m^2，静推，第 1 天［或表柔比星（epirubicin）60mg/m^2］

长春新碱（vincristine） 1.4mg/m^2，静推，第 1 天

21～28 日为一周期

3. 抗肿瘤药物毒副反应的防治

（1）骨髓抑制：当白细胞低于 4×10^9/L 或血小板低于 100×10^9/L 时应考虑停药。白细胞低于 2×10^9/L 应注意预防感染，隔离并使用抗生素和造血生长因子。

（2）消化道反应：多见食欲减退、恶心、呕吐、腹痛、腹泻、口腔黏膜溃疡和假膜性肠炎等。可在化疗前半小时用 5-羟色胺受体拮抗剂，如昂丹司琼（ondansetron）等；加用地塞米松可增强止吐效果；适量补钾

（3）脏器损害：部分抗肿瘤药物对心脏和肺脏有损害。环磷酰胺、5-氟尿嘧啶、顺铂、长春碱、喜树碱等可损害心肌，引起室性期前收缩、严重者可发生心衰。多柔比星和表柔比星可引起心肌炎或心包炎，有猝死可能，用药剂量不宜过大，博莱霉素、甲氨蝶呤、丙卡巴肼、丝裂霉素、多柔比星可引起肺损害，主要为肺间质纤维化。

（4）过敏反应：紫杉类药物易引起过敏，因此必须预处理，方法：在紫杉醇治疗前 12 小时，口服地塞米松 10mg，治疗前 6 小时，口服地塞米松 10mg，同时给予苯海拉明 50mg，肌注，并静注西咪替丁 400mg，或雷尼替丁 50mg。必须作好预防用药，以便做到紫杉醇的用药安全。开始静点紫杉类的 10 分钟要求密切观察血压、心率、呼吸和过敏情况。

（5）肾毒性：使用肾毒性较强的药物如顺铂时应十分注意水化和利尿。

（6）局部皮肤刺激：蒽环类、长春碱类和丝裂霉素漏入皮下可引起化学性炎症，故需立即处理。包括立即停止静推药物，回抽后即拔出针头；2%普鲁卡因局部封闭；琥珀酸氢化可的松或二甲基亚砜外敷；局部冷敷 100 分钟。

4. 并发症和转移的综合治疗

（1）治疗原则：减轻症状，提高生命质量和延长生存期。

（2）治疗方案

1）气管和主支气管阻塞：合并气管或主支气管阻塞者，可经支气管镜局部治疗，或放置支架后外放疗和（或）后装内放疗。

2）恶性胸腔积液：有恶性胸腔积液者，可给予胸穿抽液、注入化疗药物、免疫功能调节药物或胸腔封闭治疗。但在注入药物前，应尽可能抽尽胸腔内液体。然后选用下列药物；胞壁佳 450～600μg，高聚金葡素 4～6 支（每支 500U）博莱霉素 60mg+20ml NS，丝裂霉素 6mg/m^2+20ml NS，顺铂 60mg/

m^2＋20ml NS 注入胸腔后夹管。除博莱霉素外，其他药物可两种联合应用，但剂量必须减少 1/3。为减少毒副反应，可同时应用 5mg 地塞米松胸腔内注射。每 1～2 小时变动体位，使药物分布均匀。

3）颅脑转移：有颅脑转移者，如果原发灶已控制、脑内转移只是单个病灶者，可考虑手术治疗后全颅放疗或全颅放疗后结合 γ 刀治疗。对于多发或弥漫性转移者，可采用全颅放疗。如果脑转移合并其他部位转移或肺原发灶未控制者，可考虑全颅放疗结合化疗。可选用能通过血脑屏障的药物如替尼泊苷（VM-26），卡莫司汀（BCNU），司莫司汀（CCNU）等与其他化疗药物联合应用。

4）心包转移：有心包转移引起明显心包填塞症状时，可经心尖部或剑突下穿刺达心包内抽取积液，也可在抽液后注入化疗药物（同胸腔内注射药物），剂量减少 1/3。或置入细硅胶管在 24 小时内缓慢放净心包腔内液体，然后注入药物夹管。

5）上腔静脉阻塞综合征：出现上腔静脉阻塞综合征时，可给予脱水药物、糖皮质激素、放疗和化疗，也可考虑放置上腔静脉内支架治疗。

6）骨转移：外放疗是治疗肺癌骨转移的有效方法。根据影像学转移灶部位，姑息放疗可对有可能危及生命和影响生命质量的骨转移灶产生较好疗效。此外，也可以选择氯屈膦酸二钠（clodronadte disodium）或降钙素（calcitonin）等阻止骨溶解的药物，并产生止痛效果。

7）肝转移：可选用介入治疗，放疗或其他局部（射频或注入酒精）处理。

（杨德昌）

第十六章　特发性间质性肺炎

【概述】

弥漫性间质性肺疾病（diffuse interstitial lung disease，DILD 简称 ILD）是以弥漫性肺泡单位的特异性肺泡炎症伴间质纤维化为基本病变的一大组非肿瘤、非感染异质性疾病组成的疾病谱。这些疾病在临床表现、放射影像学和肺生理功能等方面具有某些相似点，组织病理学基本变化也有某些共同性。引起ILD 的病因庞杂，近 200 种，其分类通常采用病因已明和病因未明两大类。特发性间质性肺炎（idiopathic interstitial pneumonias，IIPs）属病因未明的ILD。IIPs 的诊断是在确立 ILD，排除了已明病因（如职业/环境、药物性、肺感染、慢性心脏疾病、ARDS 恢复期、癌性淋巴脉管炎、慢性肾功能不全、移植排斥反应等）和一些未明病因（结节病、淋巴脉管平滑肌瘤病、胶原性血管疾病、血管炎、遗传性疾病相关 ILD、免疫母细胞性淋巴结病、Langerhans 组织细胞增生症等）之后建立的。目前 IIPs 包括特发性肺纤维化（idiopathic pulmonary fibrosis，IPF）、非特异性间质性肺炎（nonspecific interstitial pneumonia，NSIP）、隐源性机化性肺炎（cryptogenic organizing pneumonitis，COP）、急性间质性肺炎（acute interstitial pneumonia，AIP）、呼吸性细支气管炎间质性肺病（respiratory bronchiolitis interstitial lung disease，RB-ILD）、脱屑性间质性肺炎（desquamative interstitial pneumonia，DIP）、淋巴细胞性间质性肺炎（lymphoid interstitial pneumonia，LIP）。IIPs 中 IPF 占大多数，目前尚无令人满意的治疗方法，预后不佳。其他类型的 IIPs 除 AIP 外，对糖皮质激素和免疫抑制剂治疗多数反应较好。

第一节　特发性肺纤维化

【概述】

IPF 是指原因不明并以普通型间质性肺炎（usual interstitial pneumonia，UIP）为特征性病理改变的一种 IIP，主要表现为成纤维细胞灶形成、肺泡单位结构紊乱和肺纤维化。本病临床上多表现为进行性呼吸困难伴有刺激性干咳，双肺闻及 Velcro 音，常有杵状指（趾），胸部 X 线示双肺弥漫性网状阴影，肺功能为限制性通气障碍。病情一般进行性发展，最终因呼吸衰竭导致死亡。

【临床表现】

1. 症状和体征

1）发病年龄多在中年以上，男女比例约为 2∶1，儿童罕见。

2）起病隐袭，主要表现为干咳、进行性呼吸困难，活动后明显。

3）本病少有肺外器官受累，但可出现全身症状，如疲倦、关节痛及体重下降等，发热少见。

4）50%左右的病人出现杵状指（趾），多数病人双肺下部可闻及 Velcro 音。

5）晚期出现发绀，偶可发生肺动脉高压、肺心病和右心功能不全等。

2. 胸部影像学

1）X 线胸片：双侧弥漫分布、相对对称，多位于基底部、周边部或胸膜下区的网状或网状结节影，多伴肺容积缩小。随病情进展，可出现直径多在 3～15mm 大小的多发性囊状透光影（蜂窝肺）。一般无胸腔积液和胸内淋巴结肿大。少数病人出现症状时 X 线胸片可无异常改变。

2）高分辨 CT（HRCT）：主要可见：①磨玻璃样影；②不规则线状或网格状影；③牵引性支气管或细支气管扩张；④斑片状实变影；⑤小结节影；⑥蜂窝样影等改变。在上述所见中，位于双肺下叶的周边部及胸膜下的网格状影、不规则线状影和蜂窝状改变最为常见，是 IPF 在 HRCT 上的特征。

3. 肺功能

1）典型肺功能改变为限制性通气功能障碍，表现为肺总量（TLC）、功能残气量（FRC）和残气量（RV）下降。VC%下降，FEV_1/FVC 正常或增加。

2）单次呼吸法一氧化碳弥散（DLCO）降低，即在通气功能和肺容积正常时，DLCO 也可降低。

3）通气/血流比例失调，PaO_2、$PaCO_2$ 下降，肺泡-动脉血氧分压差 $P_{A-a}O_2$ 增大。

4. 支气管肺泡灌洗液（BALF）检查

1）BALF 检测的意义在于缩小 ILD 诊断范围，有助于排除其他肺疾病（如肿瘤、感染、嗜酸性粒细胞肺炎、外源性过敏性肺泡炎、结节病和肺泡蛋白沉积症等）。

2）IPF 病人的 BALF 主要表现为中性粒细胞（PMN）增加，占细胞分数 5%以上，晚期部分患者同时出现嗜酸性粒细胞增加。

5. 肺活组织检查

外科性肺活检获取组织标本的组织病理呈 UIP 所见。

【诊断要点】

诊断 IPF 标准可分为有外科（开胸/胸腔镜）肺活检资料和无外科肺活检资料。

1. 有外科肺活检资料

1）肺组织病理学表现为 UIP 特点。

2）除外其他已知病因所致的间质性肺疾病，如药物、环境因素和风湿性疾病等所致的肺纤维化。

3）肺功能异常，表现为限制性通气障碍和（或）气体交换障碍。

4）胸片和 HRCT 可见典型的异常影像。

2. 无外科肺活检资料（临床诊断）

缺乏肺活检资料原则上不能确诊 IPF，但如病人免疫功能正常，且符合以下所有的主要诊断条件和至少 3/4 的次要诊断条件，可临床诊断 IPF。

1）主要条件：①除外已知原因的 ILD，如某些药物毒性作用、职业环境接触史和风湿性疾病等；②肺功能表现异常，包括限制性通气功能障碍（VC 减少，而 FEV1/FVC 增加）和（或）气体交换障碍（静态/运动时 $P_{A-a}O_2$ 增加或 DLCO 降低）；③胸部 HRCT 表现为双肺网状改变，晚期出现蜂窝肺，少伴有磨玻璃影；④经支气管肺活检（TBLB）或 BALF 检查不支持其他疾病的诊断。

2）次要条件：①年龄＞50 岁；②隐匿起病或无明确原因的进行性呼吸困难；③起病≥3 个月；④双肺听到吸气性 Velcro 音。

【治疗方案及原则】

目前，对 IPF 的药物治疗尚无确实、有效的方法。治疗策略应以排除和抑制炎症成分为目的，但目前尚无任何一个治疗方案能改变或逆转 IPF 的炎症过程，更不能逆转纤维化性病变。

1. 药物治疗

（1）推荐的治疗方案：临床较常用的药物包括糖皮质激素、免疫抑制剂/细胞毒药物和抗纤维化制剂。上述药物可以单独或联合应用，其使用剂量和疗程应视患者的具体情况制定，推荐治疗方案为：糖皮质激素联合环磷酰胺或硫唑嘌呤，具体方法如下（供参考）：

糖皮质激素：泼尼松或其他等效剂量的糖皮质激素，0.5mg/(kg・d)（理想体重，以下同）口服 4 周；然后 0.25mg/(kg・d)，口服 8 周；继之减量至每日 0.125mg/kg 或 0.25mg/kg 隔日一次口服。

环磷酰胺：按 2mg/(kg・d) 给药。开始剂量可为 25～50mg/d 口服。每 7～14 天增加 25mg，直到最大量 150mg/d。

硫唑嘌呤：按 2～3mg/(kg·d) 给药。开始剂量为 25～50mg/d，之后每 7～14 天增加 5mg，直至最大量 150mg/d。

（2）疗程与疗效判定：疗程：①一般治疗 3 个月观察疗效，如果患者耐受好，没有并发症和治疗副作用，可继续治疗至少 6 个月。②已治疗 6 个月以上者，若病情恶化，应停止治疗或改用、合用其他药物；若病情稳定或改善，应维持原有治疗。一般多主张联合用药。③已治疗 12 个月以上者若病情恶化，应停止治疗或改用、合用其他药物治疗；若病情稳定或改善，应维持原有治疗。④治疗满 18 个月以上的患者，继续治疗应个体化。

疗效判定：反应良好或改善：①症状减轻，活动能力增强。②胸片或 HRCT 异常影像减少。③肺功能表现 TLC、VC、DLCO、PaO_2 较长时间保持稳定。以下数据供参考：TLC 或 VC 增加≥10%，或至少增加≥200ml；DLCO 增加≥15%或至少增加 3ml/(min·mmHg)；SaO_2 增加＞4%；心肺运动试验中 PaO_2 增加≥4mmHg（具有两项或两项以上者认为肺生理功能改善）。

反应差或治疗失败：①症状加重，特别是呼吸困难和咳嗽。②胸片或 HRCT 上异常影像增多，特别是出现了蜂窝肺或肺动脉高压迹象。③肺功能恶化。以下数据供参考：TLC 或 VC 下降≥10%或下降≥200ml，DLCO 下降≥15%或至少下降≥3ml/(min·mmHg)，SaO_2 下降≥4%，或心肺运动试验中 $P_{A-a}O_2$ 增加≥4mmHg（具有两项或两项以上认为肺功能恶化）。

（3）可以试用的治疗药物：

N-乙酰半胱氨酸（NAC），1800mg/d，分 3 次口服。

吡非尼酮（pirfenidone），1200～1800mg/d，口服。

2. 肺移植　单肺移植可用于药物治疗无效的终末期肺纤维化病人。

3. 其他辅助治疗　对已出现呼吸衰竭的 IPF 患者应进行氧疗，长期氧疗能提高患者的生存质量，也期望延长寿命。

对咳嗽严重且影响生活者应止咳。

少部分患者晚期可发展为肺心病，应予相应的治疗。

（康　健）

第二节　其他亚型的特发性间质性肺炎

必须指出的是，与 IPF 相比，其他 6 个亚型的 IIP 虽各自有一定的临床特点，但其命名本身多基于组织病理学，因此，确诊必须依靠外科性肺组织活检所获标本进行的病理诊断。如无病理资料只能做出“可能性”的临床诊断。

【鉴别要点】

1. NSIP 可发生于任何年龄，男性多于女性，主要临床表现为咳嗽、气短，少数病人有发热。影像学上表现为双侧间质性浸润影，双肺斑片磨玻璃阴影是本病 HRCT 特征性所见。病理改变为肺泡壁明显增厚，呈不同程度的炎症和纤维化，病变时相一致，但缺乏 UIP、DIP 或 AIP 的特异性改变。肺泡结构破坏较轻，肺泡间隔内由淋巴细胞和浆细胞混合构成的慢性炎症细胞浸润是 NSIP 的特点。

本病分为富细胞型和纤维化型，前者对糖皮质激素反应较好，预后良好。

2. COP（BOOP） 发病年龄在 50～60 岁之间，男女发病率相同。诊断时 3/4 病人出现症状至少两个月。患者发病开始常出现“感冒样”症状，如发烧、咳嗽、倦怠、疲乏以及体重下降。实验室检查为非特异性，肺功能受损常见，最常见表现为限制性通气功能障碍，静息和运动性低氧血症也常见。X 线有一定的特异性。表现为双侧、弥漫性肺泡性影像，肺容积正常；也可以呈周边分布为主的肺泡病变，与慢性嗜酸细胞肺炎所见类似，偶尔可呈单侧分布，异常影像复发和游走也常见，不规则线状或结节状间质浸润影或蜂窝肺少见。HRCT 可出现片状分布的肺泡腔实变、磨玻璃样影像、小结节影以及支气管壁增厚和扩张，片状阴影于肺周边、下肺野多见。HRCT 能发现较平片更多的异常表现。糖皮质激素治疗反应良好。本病易复发。

3. AIP 起病急剧，临床表现为咳嗽、严重呼吸困难，继之很快进入呼吸衰竭。多数病例发病前有“感冒”样症状，半数以上病人有发热。肺部影像学检查表现为双侧弥漫性网状、细结节及磨玻璃样阴影。急骤进展可融合成斑片乃至实变影。病理改变表现为弥漫性肺泡损伤（DAD）。AIP 预后不良，病死率极高，生存期很短，多在 1～2 个月内死亡。多数患者对糖皮质激素治疗反应不佳。

4. DIP/RB-ILD

DIP：男性多发，绝大多数为吸烟者。起病隐袭，干咳，进行性呼吸困难。半数病人有杵状指（趾）。实验室检查无特殊，肺功能呈限制性通气功能障碍，弥散功能降低，但不如 IPF/UIP 显著。影像学上早期出现双肺磨玻璃样改变，后期也出现线状、结节状间质影像。与 IPF 不同的是 DIP 通常不出现蜂窝样改变。多数对糖皮质激素反应良好。

RBILD：临床表现同 DIP。杵状指（趾）相对少见。影像学上 2/3 病人 HRCT 出现网状-结节影，少见磨玻璃影。糖皮质激素治疗反应较好。

5. LIP LIP 并不常见，病理容易与 DIP 鉴别。胸片和 HRCT 没有特异性，表现为双侧、中下野为主的混合肺泡-间质影像。由于 LIP 倾向于发展为淋巴瘤，如果出现胸腔积液和纵隔淋巴结肿大，则应考虑淋巴瘤的可能性。

【治疗原则】

糖皮质激素治疗对多数病例有效。具体治疗方法参见 IPF。疗程视疗效而定。

大多数 AIP 对糖皮质激素治疗反应欠佳，可试用大剂量（500～1000mg/d）治疗数日。

其他治疗参见 IPF。

（康　健　蔡柏蔷）

第十七章　外源性过敏性肺泡炎

外源性过敏性肺泡炎（extrinsic allergic alveolitis，EAA）是指吸入周围环境中的有机粉尘所引起的一种过敏性肺泡炎。

本病根据病程的长短分为急性型/亚急性型和慢性型两种类型。后者由于发病较为隐袭或轻微，不能及时被诊断和治疗，也未能脱离致病环境，可逐渐发展为慢性肺间质纤维化。

第一节　急性型/亚急性型外源性过敏性肺泡炎

【概述】

急性型/亚急性型外源性过敏性肺泡炎的发生与患者吸入外源性过敏性有机粉尘有密切关系。迄今为止，已经查明能引起本病的有机粉尘多达20余种。可引起本病的主要抗原来源和沉淀反应物（抗原）见表17-1。

表17-1　可引起EAA的抗原来源和沉淀反应物（抗原）

疾病名称	抗原来源	沉淀反应物（抗原）
霉草尘肺（农民肺）	发霉枯草	凡尼微小多孢菌和普通嗜热性放线菌
甘蔗渣肺	发霉加热的甘蔗渣	糖嗜热性放线菌
蘑菇培植工人肺	蘑菇堆肥	凡尼微小多孢菌和普通嗜热性放线菌
剥枫树皮工人肺	发霉枫树皮	树皮假黑粉菌
麦芽工人肺	发霉大麦、麦芽	棒形曲菌
鸟类饲养者肺	鸽、鹦鹉、鸡排泄物	清蛋白或排泄物
垂体粉工人肺	异种垂体粉末	清蛋白、垂体抗原（牛、猪）
小麦象鼻虫病	污染的小麦粉	谷仓象鼻虫
红杉病	发霉的红木锯末	锤束霉菌属金黄担子菌芽
制酪工人肺	发霉的干酪	青霉菌类
软木尘肺	发霉橡皮木软木碎末	发霉软木碎末（抗原未明）
咖啡工人肺	咖啡豆	咖啡豆粉尘
湿化器和空调器肺	湿化和空调系统水污染	嗜热性放线菌
修整皮毛工人肺	动物皮毛	动物皮毛粉尘
纸浆工人肺	发霉木屑	细极链格孢子

本病的确切发病机制尚未明了，但现有资料提示本病是一种由有机粉尘作用引起的Ⅲ型变态反应及Ⅳ型变态反应。肺泡炎和小气道炎症伴有类似结节病样的非干酪性肉芽肿为其主要病理改变。

【临床表现】

1. 吸入有机（多数为植物性）粉尘后出现发热、咳嗽和呼吸困难等症状。

（1）急性型：吸入有机粉尘后 4～8 小时，患者出现全身倦怠、畏寒、发热、干咳和呼吸困难等症状。体格检查时两肺可闻及捻发音，严重者出现发绀。脱离有关粉尘后 12 小时，大多数患者的上述症状开始减轻、消失。少数患者的症状可持续一周以上。

（2）亚急性型：一般由急性型迁延而成。咳嗽和呼吸困难等症状可持续数日至数周。部分患者出现发绀。主要原因是患者未能脱离吸入性有机粉尘环境。

2. 多数病例血清中有特异性抗原的沉淀抗体。

【诊断要点】

1. 有吸入有机粉尘的病史。

2. 症状和体征　吸入有机粉尘后数小时至数周内出现全身倦怠、恶寒、发热、干咳和呼吸困难等症状，两肺可闻及捻发音或伴有发绀。

3. 胸部影像学　两肺野呈磨玻璃样改变及微细颗粒状阴影、弥漫性网织或小结节影。

4. 肺功能检查　以弥散功能障碍为主，合并限制性通气功能障碍。

5. 免疫学检查　血清中可检出抗原特异性沉淀抗体，多数病例在皮内注射抗原后 15 分钟左右出现皮肤丘疹、红晕等速发型变态反应，部分病例在皮肤试验后 6～8 小时局部出现发红和硬结（Arthus 反应）。

6. 支气管肺泡灌洗　BALF 中细胞总数和抑制性 T 淋巴细胞明显增加，$CD4^+/CD8^+$ 比值常小于 1。

7. 必要时可慎重进行吸入激发试验。

8. 肺活组织检查可提高确诊率。

9. 其他　如外周血中性粒细胞和淋巴细胞升高、血沉加速、C 反应蛋白和类风湿因子阳性等也支持本病的诊断。

【鉴别诊断】

本病主要与支气管哮喘进行鉴别。后者以喘息为主，多在吸入抗原后即刻发病，无发热，两肺可闻及哮鸣音，血清 IgE 升高，胸部 X 线呈过度充气征象。

【治疗方案及原则】

1. 尽快使病人脱离致病环境和致病原。

2. 卧床休息，对症治疗（镇咳、平喘等）。

3. 呼吸困难、发绀者经鼻导管吸氧。

4. 酌情应用抗生素，预防继发感染。

5. 症状明显伴有肺功能损害的病人可应用糖皮质激素治疗。常用泼尼松口服，每日剂量 20～60mg，2～4 周后逐渐减量以至停药。

（殷凯生）

第二节　慢性型外源性过敏性肺泡炎

【概述】

慢性型外源性过敏性肺泡炎又名外源性变态反应性肺泡炎，是肺对多种有机抗原呈现不同程度过敏反应的一组临床症候群。

对有机粉尘过敏引起本病的机制尚不清楚。有证据表明迟发性细胞介导性过敏反应在发病中起作用。本病本质是宿主免疫系统和外来抗原之间的相互作用，在遗传和环境因素同时影响下，导致联合的Ⅲ型 Gell 和 Coombs 过敏反应（沉淀素形成）和Ⅳ型淋巴细胞反应（气道远端和肺泡肉芽肿炎症），最终纤维化。

本病急性期主要为肺泡和间质炎症，亚急性期为非干酪性肉芽肿形成，慢性期为以淋巴—巨噬细胞性肺泡炎，有时混合有中性粒细胞为特征的慢性弥漫性间质纤维化和蜂窝肺变化，肺组织结构破坏，肺小动脉变厚、硬化，最终可导致肺动脉高压、肺心病。

【临床表现】

症状和体征无特异性。

1. 症状　典型表现为敏感个体在吸入抗原后 4～6 小时，出现急性症状，包括发热，咳嗽，呼吸困难和不适。脱离抗原暴露 24 小时后，症状体征、肺功能和胸片可逐渐恢复正常。如果反复暴露，则病程迁延。慢性型表现为渐进性呼吸困难、胸闷、长期喘息、咳嗽、咳痰等。病情发展合并肺心病、呼吸衰竭时可出现相应的临床表现。少数患者缺乏明确的急性发作病史而以隐袭方式起病。

2. 体征　体检可有呼吸急促、发绀、肺部干湿性啰音或 Velcro 音。

【诊断要点】

1. 有明确吸入抗原 4～6 小时后出现急性症状的表现，可作出临床诊断，无需肺活检等检查。

2. 肺间质纤维化疾病表现　渐进性呼吸困难、胸闷、长期喘息、咳嗽、咳痰等。体检有呼吸急促、发绀、肺部干湿性啰音、Velcro 音等体征。

3. X 线和 CT 检查　X 线检查依疾病的不同阶段而异。胸片常表现为弥漫肺间质浸润。急性期呈弥漫性或散在的斑片状、结节状浸润阴影。慢性期为条索状网状阴影，最终出现蜂窝肺，少数病人有肺门淋巴结肿大或少量胸水、胸膜增厚。高分辨 CT 表现有毛玻璃样斑片阴影、小叶中央结节、纤维化、肺气肿等，更多情况下是以上病变的组合。但有些病人 X 线检查甚至高分辨 CT 检查也可无异常。

4. 支气管肺泡灌洗液（BAL）检查　支气管肺泡灌洗检查显示为淋巴—巨噬细胞性肺泡炎，最近有暴露发生时可混合有中性粒细胞。灌洗液细胞数增多，淋巴细胞增多达 60%或以上，以 T 淋巴细胞为主，抑制性 T 细胞增加，$CD4^+/CD8^+$倒置。接触抗原的 24 小时内，BALF 液中 IgG、IgA 增高。

5. 肺功能检查　急性期肺功能可正常。慢性期患者可有限制性和弥散功能障碍，肺容量降低，肺顺应性降低，轻度气流阻塞。

6. 吸入激发试验　因缺乏标准，用作诊断尚有一定局限。阳性反应对诊断有帮助。用抗原提取液雾化吸入数小时后可出现阳性反应，表现为咳嗽、发热、不适、呼吸困难及肺功能减退，并可出现支气管痉挛症状和体征。本试验可引起症状发作，对重症、肺功能损害严重者应慎用。

7. 肺活检　呈典型的肺纤维化、肉芽肿样炎性病理改变。

8. 免疫学检查　致病抗原的沉淀抗体反应阳性。

9. 其他检查　辅助诊断方法有^{67}Ga 核素扫描，常为阳性。

有致病抗原暴露史，肺间质纤维化疾病表现，血特异性抗体阳性，结合 X 线或 CT 检查即可诊断。在诊断困难的患者，观察其暴露于某种抗原环境后的临床表现变化，及支气管肺泡灌洗检查，吸入激发试验，核素扫描及肺活检等可助诊断。

【治疗方案及原则】

1. 脱离抗原环境　立即脱离接触抗原是主要的治疗方法。

2. 糖皮质激素治疗　糖皮质激素可抑制肺泡炎，控制病情进展，常能收到明显效果，是主要药物治疗措施。常口服泼尼松 20～60mg/d，重症病例可静脉滴注氢化可的松 100～400mg/d 或地塞米松（10mg/d）或等效剂量的甲泼尼龙，两周后减量。对已出现肺纤维化、蜂窝肺的患者，糖皮质激素疗效不明显。

3. 对症治疗　镇咳、解痉、吸氧、预防和控制继发感染等。

（梅晓冬）

第十八章 结 节 病

【概述】

结节病是原因未明的多系统性疾病，其特征是许多脏器存在非干酪性肉芽肿，活动性病变部位细胞免疫增强，而皮肤试验无反应性或弱反应性，循环T淋巴细胞数量减少，大部分病变吸收或转化为玻璃样纤维组织。结节病的诊断应当除外与非干酪性肉芽肿有关的其他疾病。

【临床表现】

1. 临床基本特征　结节病最常累及肺及其相关组织，如肺门纵隔淋巴结和胸膜，90%以上的结节病患者有胸腔内受累表现。据报道，除胸腔以外，其他脏器组织受累的频率大致为肝脏50%～80%，脾脏38%～77%，心脏5%～20%，表浅淋巴结33%，关节25%～39%，眼21%～54%，皮肤17%～46%，中枢神经5%～10%，肾脏5%～7%，腮腺5%～40%，甲状腺4%，肌肉5%～10%，指、趾骨3%～9%，消化道1%～3%，垂体1%～3%，生殖器官约1%。其主要临床特征为：

（1）起病隐匿，病程以亚急性和慢性多见，急性期短暂，临床很少见。

（2）临床症状缺乏特征性，多较轻微，与胸部X线表现不平行，常见主诉为疲乏、无力、体重减轻、食欲减退、低热、多汗。但可因受累脏器不同而表现不同严重程度的症状。

（3）多数患者对糖皮质激素的反应良好。

（4）部分患者可自愈。

2. 胸腔内结节病的临床表现　全身症状不特异，呼吸道症状主要为干咳、无痰，气短，少数有轻度胸痛，偶见咯血。

3. 重要脏器结节病的临床表现　临床上应特别注意眼结节病、心脏结节病、脑结节病。眼结节病的重要性在于葡萄膜炎的发生率高，尤其是虹膜睫状体炎，常为双侧性，可突然发作眼痛、羞光流泪、视物模糊。炎症渗出多者可引起眼压升高，角膜水肿。急性虹膜睫状体炎大多预后较好，但若病变持续，可形成虹膜粘连，房角结节纤维化，导致慢性继发性青光眼，后者是不可逆的，有时需要手术治疗。部分患者可发生白内障。

心脏结节病的发生率不高，但可发生猝死。最重要的病变是结节病累及传导心肌引起心律失常，尤其是房室传导阻滞，室性心律失常，为心脏结节病猝死的重要原因。

脑结节病极少见，脑神经最常受累，可表现多脑神经病变，也可表现脑实质的占位性病变，导致癫痫发作等，甚至猝死。

【诊断要点】

1. 结节病诊断线索 常见为：①健康检查时例行拍摄胸部X线平片；②因乏力、气短、发热等症状疑为结核而摄胸片；③皮肤病变；④表浅淋巴结肿大；⑤眼睛不适，经检查发现虹膜睫状体炎；⑥其他脏器症状。

2. 临床诊断标准

(1) 胸片显示两侧肺门及纵隔对称性淋巴结肿大（偶见单侧肺门淋巴结肿大），伴有或不伴有肺内网状、结节状、片状阴影，必要时参考胸部CT进行分期。

(2) 组织活检证实或符合结节病，取材部位可为皮损或皮下结节（结节红斑组织学改变不特异，不作为活检取材组织）、浅表肿大淋巴结、纵隔肿大淋巴结、支气管内膜结节、前斜角肌脂肪垫淋巴结活检、肝穿刺或肺活检等。

(3) Keim-Siltzbach 皮肤试验阳性反应。

(4) 血清血管紧张素转化酶（SACE）活性升高（接受激素治疗或无活动性的结节病患者可在正常范围）。

(5) 结核菌素皮试：5TU（国际结素单位）结核菌素纯蛋白衍生物(PPD-S) 试验或5TU旧结核菌素试验阴性或为弱阳性反应。

(6) 高血钙、高尿钙，碱性磷酸酶增高，血浆免疫球蛋白增高，支气管肺泡灌洗液中T淋巴细胞及其亚群的检查结果可作为诊断结节病活动性的参考，有条件的单位可行^{67}Ga核素注射后，应用单光子发射计算机体层摄影(SPECT) 或γ照相，以了解病变累及的程度和范围。

具有上述(1)、(2) 或(1)、(3) 者，可诊断为结节病，第(4)、(5)、(6) 条为重要参考指标。注意综合判断、动态观察。

3. 分型 结节病一般分为四型：胸腔内结节病、全身多脏器结节病、局限表浅淋巴结结节病、皮肤结节病。

4. 胸腔内结节病分期 分期依据为胸部X线表现。

(1) 国际常用分期标准：分为五期：

0期：胸部X线无异常。

Ⅰ期：肺门淋巴结肿大，而肺部无异常。

Ⅱ期：肺部弥漫性病变，同时伴有肺门淋巴结肿大。

Ⅲ期：肺部弥漫性病变，但不伴有肺门淋巴结肿大。

Ⅳ期：肺纤维化

（2）我国分期标准（1993年）：分为0期、Ⅰ期、ⅡA期（相当于上述Ⅱ期）、ⅡB期（相当上述Ⅲ期）和Ⅲ期（相当于上述Ⅳ期）。

5. 结节病活动性判断

（1）活动性：病变进展，SACE活性增高，血沉增快，免疫球蛋白增高，支气管肺泡灌洗液（BALF）淋巴细胞计数增多（细胞分类中淋巴细胞＜28%为低强度肺泡炎，＞28%为高强度肺泡炎，T辅助细胞/T抑制细胞（CD4/CD8）比值增高（＞3.5提示为高度活动性肺泡炎，诊断结节病的特异性高），^{67}Ga显像阳性有助于判断结节病的活动性，但特异性不高。肺^{99m}Tc-DTPA（二亚乙基三胺五乙酸）清除率加速可能提示活动性增高，糖皮质激素治疗后^{99m}Tc-DTPA清除率降低。

（2）无活动性：临床好转，上述客观指标基本正常。如果肺部病变和（或）肺门纵隔淋巴结肿大完全消失（纵隔残留个别淋巴结，但直径＜1cm者仍可认为正常）稳定5年以上，症状消失，SACE活性等生化指标正常，可确认基本痊愈。

活动性结节病及未达到痊愈的患者仍应定期观察肺部病变，复查SACE等生化指标。

【治疗原则及方案】

结节病属自限性疾病，自愈率高，目前尚无特异的治疗方法，因而治疗原则和方案一直有争议。

1. 基本原则

（1）无活性结节病不必治疗。

（2）Ⅰ期患者不急于用糖皮质激素治疗。

（3）有明显脏器功能损害者应选用糖皮质激素治疗。

（4）重要脏器（如脑、心、眼等）结节病要快治。

2. 糖皮质激素的适应证

（1）一般适应证：①活动性弥漫性肺浸润；②眼结节病；③中枢神经结节病；④心肌结节病；⑤脾结节病伴脾功能亢进；⑥弥漫性肝结节病；⑦持续高钙血症和（或）高尿钙症；⑧影响容貌的皮肤结节病。

（2）相对适应证：①肺门纵隔淋巴结肿大伴呼吸道症状；②局限性皮肤病变；③局限性表浅淋巴结肿大；④非重要脏器结节病。

3. 糖皮质激素疗法

（1）药物：一般使用泼尼松或泼尼松龙，但肝功能损害者首选泼尼松龙。

（2）起始剂量：30～40mg/d，心肌、中枢神经结节病可加量至1mg/(kg·

d)，分次口服。

(3) 疗程：传统主张起始剂量连用2～3个月，症状和病变活动性指标控制后每1～2个月减量10mg/d，直至20mg/d。其后每1～2个月减量5mg/d，最终维持量5～10mg/d。总疗程1～2年。

(4) 其他治疗方法：泼尼松或泼尼松龙起始剂量连用2周，以后每2周减5mg/d，直至15mg/d后连用6～8个月，最后每2～4周减量5～2.5mg/d，维持剂量2.5～5mg/d。

此外，有人主张起始剂量40mg/d，连用4周，以后1～2个月减量5mg/d，至相当20mg/d时减量为隔日40mg，连用3个月，然后继续减量至30mg，隔日服用，治疗6个月，再进一步减量，隔日20mg，治疗9个月，以后维持隔日10～20mg，总疗程通常1～2年。

吸入皮质激素的适应证和价值尚难评价。

4. 其他免疫抑制剂　羟氯喹、硫唑嘌呤、甲氨蝶呤等可酌情使用。

（林耀广）

第十九章　韦格纳肉芽肿病

【概述】

韦格纳肉芽肿病（Wegener's granulomatosis，WG）是一种坏死性肉芽肿性血管炎，属自身免疫性疾病。WG 通常以鼻黏膜和肺组织的局灶性肉芽肿性炎症开始，继而进展为血管的弥漫性坏死性肉芽肿性炎症。临床常表现为鼻和鼻窦炎、肺病变和进行性肾衰竭。还可累及关节、眼、皮肤，亦可侵及心脏、神经系统及耳等。未经治疗的 WG 病死率可高达 90%以上，经糖皮质激素和免疫抑制剂治疗后，WG 的预后明显改善。

【临床表现】

WG 临床表现多样，可累及多系统。典型的 WG 为上呼吸道、肺和肾病变三联征。

1. 一般症状　起病缓慢，持续一段时间，也可表现为快速进展。初期症状包括发热、疲劳、抑郁、纳差、体重下降、关节痛、盗汗、尿色改变和虚弱，其中发热最常见。

2. 上呼吸道症状　大部分患者以上呼吸道病变为首发症状。通常表现为持续性流涕，而且不断加重。伴有鼻黏膜溃疡和结痂、鼻出血、唾液中带血丝。鼻窦炎可以较轻，严重者鼻中隔穿孔、鼻骨破坏，出现鞍鼻。咽鼓管的阻塞能引发中耳炎，导致听力丧失，部分患者可因声门下狭窄出现声音嘶哑及喘鸣。

3. 下呼吸道症状　约 50%的患者在起病时即有肺部表现，总计 80%以上的患者将在整个病程中出现肺部病变。胸闷、气短、咳嗽、咯血及胸膜炎是最常见的表现。约 1/3 的患者胸部影像学检查可见肺内阴影，但缺乏临床症状。查体可有叩诊浊音、呼吸音减弱以及湿啰音等体征。55%以上患者肺功能检测时可出现阻塞性通气功能障碍，30%～40%的患者可出现限制性通气功能障碍以及弥散功能障碍。

4. 肾脏损害　大部分病例有肾脏病变，出现蛋白尿、红细胞、白细胞及管型尿，严重者伴有高血压和肾病综合征，最终可导致肾衰竭，无肾脏受累者称为局限型 WG。部分患者在起病时无肾脏病变，但随病情进展再可逐渐发展为肾小球肾炎。

5. 眼受累 WG可累及眼的任何区域，表现为眼球突出、视神经及眼肌损伤、结膜炎、角膜溃疡、巩膜炎、虹膜炎、视网膜血管炎、视力障碍等。

6. 皮肤黏膜 表现为下肢紫癜、多形红斑、斑疹、瘀点（斑）、丘疹、皮下结节、坏死性溃疡形成以及浅表皮肤糜烂等。其中皮肤紫癜最为常见。

7. 神经系统 外周神经病变最常见，多发性单神经炎是主要的病变基础，临床表现为对称性的末梢神经病变。肌电图以及神经传导检查有助于外周神经病变的诊断。

8. 关节病变 约30%的患者发病时有关节病变，多数表现为关节疼痛以及肌痛，1/3的患者可出现对称性、非对称性以及游走性关节炎。

9. 其他 WG也可累及心脏而出现心包炎、心肌炎。胃肠道受累时可出现腹痛、腹泻及出血。

【诊断要点】

WG的诊断标准采用1990年美国风湿病学会（ACR）分类标准：①鼻或口腔炎症：痛性或无痛性口腔溃疡、脓性或血性鼻腔分泌物；②X线胸片异常：X线胸片示结节、固定浸润病灶或空洞；③尿沉渣异常：镜下血尿（红细胞>5个/高倍视野）或出现红细胞管型；④病理性肉芽肿性炎性改变：动脉壁或动脉周围，或血管（动脉或微动脉）外区域有中性粒细胞浸润形成肉芽肿性炎变。符合以上2条或2条以上时可诊断为WG。近年来开展的抗中性粒细胞胞浆抗体（ANCA），主要是蛋白酶3-ANCA阳性（c-ANCA）对WG具有重要诊断意义。

WG在临床上常被误诊，为了能早期诊断，对有以下情况者应反复进行活组织检查：不明原因的发热伴有呼吸道症状；慢性鼻炎及鼻窦炎，经检查有黏膜糜烂或肉芽组织增生；眼、口腔黏膜有溃疡、坏死或肉芽肿；肺内有可变性结节状阴影或空洞；皮肤有紫癜、结节、坏死和溃疡等。

【鉴别诊断】

1. 显微镜下多血管炎（microscopic polyangiitis，MPA） 目前认为MPA为一独立的系统性血管炎，是一种主要累及小血管的系统性坏死性血管炎，可侵犯肾脏、皮肤和肺等脏器的小动脉、微动脉、毛细血管和小静脉，常表现为坏死性肾小球肾炎和肺毛细血管炎。累及肾脏时出现蛋白尿、镜下血尿和红细胞管型。ANCA阳性是MPA的重要诊断依据，60%～80%为髓过氧化物酶（MPO）-ANCA阳性，在荧光检测法示核周型ANCA（p-ANCA）阳性，早期胸部X线检查可发现无特征性肺部浸润影或小疱状浸润影，中晚期可出现肺间质纤维化。

2. 变应性肉芽肿性血管炎（Churg-Strauss syndrome，CSS） 有重度哮

喘；肺和肺外脏器有中小动脉、静脉炎及坏死性肉芽肿；周围血嗜酸性粒细胞增高。WG与CSS均可累及上呼吸道，但前者常有上呼吸道溃疡，X线胸片示肺内有破坏性病变如结节、空洞形成，这些而在CSS则不多见。WG病灶中很少有嗜酸性粒细胞浸润，周围血嗜酸性粒细胞增高不明显，也无哮喘发作。

3. 淋巴瘤样肉芽肿病（Lymphomatoid Granulomatosis） 是多形细胞浸润性血管炎和血管中心性坏死性肉芽肿病。浸润细胞为小淋巴细胞、浆细胞、组织细胞及非典型淋巴细胞，病变主要累及肺、皮肤、神经系统及肾间质，通常不侵犯上呼吸道。

4. 肺出血-肾炎综合征（Goodpasture Syndrome） 是以肺出血和急进性肾小球肾炎为特征的综合征。抗肾小球基底膜抗体阳性，由此引致的弥漫性肺泡出血及肾小球肾炎综合征，以发热、咳嗽、咯血及肾炎为突出表现，但一般无其他血管炎征象。本病多缺乏上呼吸道病变，肾病理可见基底膜有免疫复合物沉积。

5. 复发性多软骨炎 复发性多软骨炎以软骨受累为主要表现，临床表现也可有鼻塌陷、听力障碍、气管狭窄，但该病一般均有耳廓受累，而无鼻窦受累，实验室检查ANCA阴性。活动期抗Ⅱ型胶原抗体阳性。

【治疗方案】

治疗可分为3期，即诱导缓解、维持缓解及控制复发。

1. 糖皮质激素 活动期用泼尼松1.0～1.5mg/(kg·d)，4～6周，病情缓解后减量并以小剂量维持。对严重病例如中枢神经系统血管炎、呼吸道病变伴低氧血症如肺泡出血、进行性肾衰竭，可采用冲击疗法：甲泼尼龙1.0g/d共3天，第4天改口服泼尼松1.0～1.5mg/(kg·d)，然后根据病情逐渐减量。

2. 免疫抑制剂

(1) 环磷酰胺（CTX）：通常给予口服CTX 1～3mg/(kg·d)，多与糖皮质激素合用。也可用CTX 200mg，隔日1次静脉注射。对病情平稳的患者可用1mg/(kg·d) 维持。对严重病例给予CTX 1.0g冲击治疗，每3～4周1次，同时每天口服CTX 100mg。用药期间注意观察不良反应，如骨髓抑制、继发感染等。

(2) 硫唑嘌呤：一般用量为2～2.5mg/(kg·d)，总量不超过200mg/d。但需根据病情及个体差异而定，用药期间应监测不良反应。

(3) 甲氨蝶呤（MTX）：MTX一般用量为10～25mg，1周1次，口服、肌肉注时或静脉滴注疗效相同，如CTX不能控制可合并使用之。

(4) 环孢素A：常用剂量为3～5mg/(kg·d)。

(6) 丙种球蛋白：一般与激素及其他免疫抑制剂合用，剂量为 300～400mg/(kg·d)，连用 5～7 天。

3. 其他治疗

(1) 复方新诺明片：对于病变局限于上呼吸道以及已用泼尼松和 CTX 控制病情者，可选用复方新诺明进行抗感染治疗。在使用免疫抑制剂和激素治疗时应注意预防卡氏肺孢子菌感染所致的肺炎。

(2) 血浆置换：对活动期或危重病例，血浆置换治疗可作为临时性治疗，但仍需与激素及其他免疫抑制剂合用。

(3) 透析治疗：急性期患者如出现肾衰竭则需要透析，55%～90%的患者可望恢复足够的功能。

(4) 外科治疗：对于声门下狭窄、支气管狭窄等患者可以考虑外科治疗。

（何权瀛）

第二十章　嗜酸性粒细胞性肺浸润

第一节　吕弗勒综合征

【概述】

吕弗勒综合征（Löffler 或 Loeffler syndrome），亦称单纯型嗜酸性粒细胞肺炎或单纯型嗜酸性粒细胞肺浸润或单纯型肺嗜酸性粒细胞增多症，是肺嗜酸性粒细胞增多症的 5 个类型之一。1932 年，Löffler 首先报道 4 例，故称为该征。1938 年，Müller 亲自吞食蛔虫卵证实本病乃是蛔虫的蚴虫通过肺脏而引起的。1952 年，Croften 等总结大量病例，将其归为肺嗜酸性粒细胞增多症的 5 个类型之一。该症的 5 个类型是：①单纯型肺嗜酸性粒细胞增多症或 Löffler 综合征；②迁延型肺嗜酸性粒细胞增多症；③伴有哮喘的肺嗜酸性粒细胞增多症；④热带肺嗜酸性粒细胞增多症；⑤多发性结节性多动脉炎。

目前认为，本征是由于肺泡部位对某些寄生虫或药物等的暂时过敏反应所致。常见的过敏原有寄生虫和药物。寄生虫如蛔虫、圆线虫、毛鞭虫、牛绦虫、肝吸虫、肝包虫、钩虫、华支睾吸虫、肺吸虫等。其中以肠蛔虫最为常见。肠内蛔虫卵孵化后，经肠系膜淋巴系统和肝门静脉系统回流入肺，数日后蚴虫穿过肺毛细血管移行入肺泡，引起肺浸润和相应的呼吸系统症状。后蚴虫上行至会厌，被宿主吞咽后完成其生活周期，以成虫阶段寄生于肠道内。由此可知，肺实质的浸润是蛔虫的蚴虫引起的过敏性炎性渗出性表现，而且是自限性的，不留持久性的肺损害。肺浸润一般于 2～3 周内吸收，而蛔虫卵则要在蚴虫被吞咽后 2 个月才能在粪便中发现。药物也是引起该综合征的重要原因。文献报道，能引起该征的常见药物有对氨基水杨酸、青霉素、呋喃妥因、甲氨蝶呤、抗结核药、磺胺类药和非类固醇类消炎药等。药物引起的主要是通过Ⅰ型变态反应发病。晚近报道，Ⅲ型变态反应，即抗原、抗体复合物在肺及细支气管表面致敏后，也可以发生本病。

【临床表现】

本征临床表现和实验室检查有如下特点：①多数症状轻微，少数病人无明显症状，只有极少数病人的症状较为明显。主要表现为咳嗽、咳痰，少数可有发热。咳嗽一般很轻，个别较重者夜间咳嗽尤甚；多数无明显咳痰，少数咳少量白痰或柠檬色痰，偶可带血丝。症状多在数日或1～2周内消退，少数可延至3周。②胸部体检多无异常发现，偶可听到少许干啰音或捻发音。③周围血白细胞可增多，嗜酸性粒细胞增多尤为明显，个别可达70%，但大多数在20%以下；血沉可增快，个别可达100mm/h。④痰液检查可见大量的嗜酸性粒细胞。⑤胸部X或CT检查，呈实质性大片肺浸润阴影，常在脏层胸膜下，且为游走性。病变多在1～3周内吸收，个别可延迟到4周。⑥肺功能多呈限制性通气障碍，弥散功能降低。

【诊断和鉴别诊断】

根据临床表现和实验室检查特点；周围血白细胞数增高，嗜酸性粒细胞明显增高（至少＞6%），临床上应考虑本征。加上痰和支气管肺泡灌洗液中发现大量的嗜酸性粒细胞，进一步支持本病的诊断。对可疑者可做肺组织活检，病变的肺泡壁和肺泡腔内含有大量的嗜酸性粒细胞、巨噬细胞和浆细胞，甚至于镜下看到蛔虫的蚴虫，进一步证实了临床诊断。可疑蛔虫引起者，2～3个月后，粪便中可查到蛔虫卵。

本病需要与下列疾病做鉴别诊断：

1. 肺结核　这是需要首先考虑鉴别的疾病，该征不仅低热、咳嗽、血丝痰和发病部位等都与肺结核相似，而且有10%的活动性肺结核病人周围血嗜酸性粒细胞增高。但肺结核的发病和进展较慢，病程明显较长，周围血白细胞一般不高，结核菌素试验可强阳性，有的痰中可查到结核杆菌，均有助于临床鉴别诊断。但应注意个别情况下两病并存；而且如果抗结核效果不好时，还应考虑与非典型分枝杆菌感染并存。

2. 肺炎支原体肺炎　吕弗勒综合征，少数病人周围血嗜酸性粒细胞可不增高，其临床和X线与肺炎支原体肺炎相似，故临床上有时两病需要鉴别诊断。肺炎支原体肺炎，多秋冬季发病，有一定的流行性。发热、头痛、胸痛、全身肌肉酸痛和咳嗽、咳痰等症状都比该病明显。发病1～2周后，周围血冷凝集试验阳性（＞1∶32）。周围血白细胞一般正常，只有少数轻度增高，而且分类以淋巴细胞增高为特点。X线检查，早期肺纹理增多，呈网状间质性改变，而后发展成片状阴影，但以肺门附近和下叶为多见，病变多在2～3周吸收，少数可延迟到4～6周吸收。肺功能多呈阻塞性通气功能障碍。大环内酯类和三代、四代喹诺酮类抗生素治疗有效。

3. 细菌性肺炎　细菌性肺炎是临床上常见病，其发热、咳嗽、脓痰等临床症状都比吕弗勒综合征重，周围血白细胞明显增高，且以中性粒细胞增高为明显，痰菌培养可阳性，抗生素治疗有效，不难鉴别。

4. 热带嗜酸性粒细胞增多症 该症有一定的地域性和流行性，多伴有喘息症状。其沉淀素阳性，滴度很高。临床不能确诊者，可行肺活检查见微丝蚴而得到确诊。乙胺嗪和肾上腺糖皮质激素治疗有效。

【治疗和预后】

本征为自限性疾病，轻症无需特殊治疗，只需对症处理；较重病例，可给予肾上腺糖皮质激素治疗，一般口服泼尼松 0.5mg/(kg·d)，疗程 1～2 周，逐步减量至停药。个别疗效不好者，可加用免疫抑制剂环磷酰胺或硫唑嘌呤，100～150mg/d，分 2～3 次口服，疗程 2～4 周。如果查到明确的致病原，还应进行消除病原的治疗，如蛔虫引起者要驱蛔治疗；药物引起者要停用该类药物。

吕弗勒综合征预后一般良好。

（许仁和）

第二节 热带型肺嗜酸性粒细胞增多症

【概述】

本病多发生于热带和亚热带地区，属于原因相对明确（丝虫感染）的肺嗜酸性粒细胞增多症。1943 年 Weingarten 首先在印度、斯里兰卡等地发现并报道，又称 Weingarten 综合征。在我国北起山东、河南，南至广东、广西，西至贵州、四川，东至台湾、福建、浙江、江苏等 15 个省市自治区均有丝虫病流行，主要是班氏丝虫和马来丝虫，中青年多见。发病与丝虫感染以及引起过敏反应有关，最有力的证据是大多数患者血清中有抗丝虫的补体结合抗体，故丝虫补体结合试验呈强阳性，抗丝虫治疗后，其滴度随之下降。本病与Ⅰ型、Ⅲ型或Ⅳ型变态反应相关，病理特征为肺泡与间质内有嗜酸性粒细胞及组织细胞浸润，常有嗜酸性坏死物质，并可找到微丝蚴的残核，可有肺泡坏死和嗜酸性脓肿，后期有纤维化。偶可在肺、肝、淋巴结内找到微丝蚴。

【临床表现】

起病缓慢，阵发性、痉挛性咳嗽，夜间明显，痰少黏稠，有时呈透明胶冻样，偶有血痰。常有哮喘样发作。中度发热、乏力、食欲减退、体重减轻。肺部常可闻及哮鸣音及湿啰音，淋巴结及肝、脾肿大。病程常迁延反复，如不治疗，慢性病例可发展为肺纤维化、肺心病。

【诊断要点】

1. 在丝虫病流行地区或近期去过疫区，伴有前述临床表现。

2. 实验室检查

（1）周围血白细胞总数增高，嗜酸性粒细胞占20%～90%。

（2）丝虫补体结合试验阳性，最近一些学者发现由丝虫感染产生的 IgG_4 抗体具有较强的诊断特异性。应用聚合酶链反应方法检测血马来微丝蚴具有快速、灵敏和特异性强的优点。

3. X线胸片检查　常呈弥漫性、分布较一致、边界不清的小结节或粟粒样及斑点状阴影，直径2～5mm，或融合成片，多位于双侧中下肺野，治疗后病变常可消散。慢性病例可致肺间质纤维化。

4. 肺功能检查　早期有阻塞性通气功能障碍，慢性病例可有限制性通气功能障碍、弥散功能降低。

此病应与其他寄生虫、药物、真菌过敏引起的哮喘性肺嗜酸性粒细胞增多症鉴别。此外也应与肺结核、肺间质性疾病相鉴别。

【治疗方案及原则】

1. 首选药物为乙胺嗪（海群生），6～8mg/(kg·d)，分3次口服，10～14天为一疗程。或砷制剂如卡巴砷400～600mg/d，分2～3次口服，10日为一疗程。必要时，上述治疗后停药10天，再给1～2个疗程，以防复发。

2. 可用止咳、平喘、祛痰、抗过敏药物对症治疗之。

（王嘉祺）

第三节　慢性嗜酸性粒细胞性肺炎

【概述】

慢性嗜酸性粒细胞性肺炎（chronic eosinophilic pneumonia，CEP），又称迁延性肺嗜酸性粒细胞浸润症或迁延性肺嗜酸性粒细胞增多症，是一原因不明的慢性间质性肺疾病。其病程较单纯型肺嗜酸性粒细胞增多症长，一般2～6个月，少数甚至超过1年，其症状也较重。本病可发生在任何年龄，但以中、青年发病率为高，女性多于男性。

【临床表现】

1. CEP起病缓慢，常见有咳嗽，咳少量黏痰，发热，盗汗，体重减轻和乏力等，约半数病人有过敏史或哮喘症状，少数病人症状呈进行性加重，出现呼吸困难，甚至发展成呼吸衰竭。

2. 体检时肺部可以闻及少量湿性啰音和（或）哮鸣音，可有淋巴结、肝脾肿大。

3. X线胸片显示在肺中下野进行性浸润影，与单纯型嗜酸性粒细胞增多症相比较，CEP浸润呈非游走性、实变影，位于肺野外2/3带，而两肺门处较清晰，出现所谓“肺水肿反转征”特征性改变，糖皮质激素治疗后此阴影吸收快，但易在原位复发。

4. 胸部CT检查对X线胸片无典型改变，临床可疑的CEP患者诊断很有帮助，其表现可随病程不同而异，发病后数周表现为肺周边的实变阴影，2个月后则表现为密度不匀的带状阴影和纵隔淋巴结肿大。

5. 实验室检查　血白细胞计数$>10\times10^9/L$，绝大多数嗜酸性粒细胞比例增高在0.2以上，痰中可找到较多嗜酸性粒细胞，血清总IgE增高，纤支镜肺泡灌洗液中细胞总数和嗜酸性粒细胞百分比明显升高。

6. 肺功能改变与病程和病情严重程度有关，初期常为限制性通气功能障碍，一氧化碳弥散功能降低，当合并哮喘时可出现阻塞性通气功能障碍。

【诊断要点】

由于CEP患者的临床症状和体征缺乏特异性，因此其诊断主要根据病史、病程、病情和X线胸片的表现。以下为其诊断要点：

1. 起病亚急性或慢性，半数病人有过敏史和（或）哮喘史。

2. 典型的X线胸片为两肺中下野外带的浸润阴影，“肺水肿反转征”为一特征性改变。不典型者胸部CT对诊断很有帮助。

3. 周围血液和支气管肺泡灌洗液白细胞总数和嗜酸性粒细胞增高。

4. 对于临床和X线胸片不典型时可行经支气管肺活检或开胸肺活检以明确诊断。

CEP需与单纯肺嗜酸性粒细胞增多症、热带肺嗜酸性粒细胞增多症、过敏性支气管肺曲菌病、肺结核、结节病、普通型间质性肺炎、脱屑性间质性肺炎、慢性过敏性肺炎和嗜酸性粒细胞肉芽肿等疾病相鉴别。

【治疗方案及原则】

糖皮质激素为治疗最有效药物。泼尼松30～40mg/d口服，数日后临床症状即可明显好转，1～2个月X线胸片异常阴影吸收，但易复发，因此皮质激素需口服至少6个月，症状改善后泼尼松剂量逐渐减少，少数易复发者应坚持服药1年以上，25%以上病例需长期（平均5年）维持治疗，推荐剂量泼尼松2.5～10mg/d。

本病预后一般良好，但偶可致死。

（胡福定）

第二十一章　过敏性支气管肺曲菌病

【概述】

曲菌病是曲菌属真菌引起的一组疾病，1965 年 RaPel 等将曲菌分成 18 个群和 132 个种和 18 个变种，有报道至少有 20 个种能引起人类疾病。曲菌是地球上分布最广的真菌之一。在自然界中无处不在，从空气、土壤、植物、动物、人的皮肤黏膜表面和痰、粪中均能分离出曲菌。曲菌是条件致病菌，正常人对曲菌有极强的免疫力，通常曲菌的存在并不引起感染，只有当人体免疫力降低时，才发生曲菌病。传播方式主要有 2 种：其一是经支气管、肺再经血行播散到其他组织和器官传播，其二是经皮肤直接进入人体。

肺曲菌病（pulmonary aspergillosis）的致病菌主要为烟曲菌、少数为黄曲菌、土曲菌、黑曲菌、棒状曲菌、构巢曲菌及花斑曲菌等。肺部曲菌病绝大多数为继发感染，原发者极为少见。临床上一般将本病分为曲菌球（aspergilloma）、过敏性支气管肺曲菌病（allergic bronchopulmonary aspergillosis，ABPA）和侵袭性曲菌病（IPA）三种类型。ABPA 除有曲菌引起支气管、肺感染的临床表现外，还兼有Ⅰ、Ⅲ型变态反应临床特征。

ABPA 是机体对曲霉抗原的过敏反应，即组织损伤主要不是病原菌所引起。从患者支气管肺泡灌洗液中可测到抗原特异性 IgA 和 IgE 抗体，提示它们在肺的局部产生。ABPA 多在局部或全身免疫功能低下时患者吸入大量曲菌孢子或由血行播散至肺所引起。曲菌常寄生于肺结核、支气管肺囊肿、肺癌及结节病等慢性肺部疾病形成的空腔内，它可使空洞壁和周围的肺组织破坏、肺泡内出血，并有大量慢性炎症细胞浸润和许多增生的小动、静脉呈瘤样扩张，一般无菌丝侵入。洞内有黄褐色球状物，较松脆，切面有色素沉着，含成堆的有隔分支菌丝体，夹杂大量嗜酸性无定型物质和红细胞。ABPA 除有上述病理改变外，还具有Ⅰ、Ⅲ型变态反应的临床征象。其抗原与 IgE 抗体结合，使肥大细胞释放介质，导致支气管痉挛，支气管黏膜通透性增加，抗原进入组织，引起肺和血管内嗜酸性粒细胞增多。此外，曲菌抗原与 IgG 抗体结合形成免疫复合物，在补体参与下引起支气管及其周围肺组织慢性炎症，导致支气管破坏、扩张和肺纤维化，另外支气管壁和肺实质有肉芽肿形成。

【临床表现】

1. 条件致病 在下列情况下易引起ABPA的发生：

(1) 获得性免疫缺陷综合征（AIDS）；

(2) 恶性肿瘤、糖尿病、尿毒症或大面积灼伤；

(3) 有慢性支气管肺实质及其他器官疾病；

(4) 长期使用广谱抗菌药物、肾上腺皮质激素或其他免疫抑制剂；

(5) 肿瘤病人细胞毒药物及放化疗治疗后；

(6) 心、肺、脑手术、长期补液或保留导尿管等。

2. 症状和体征

(1) 哮喘：对曲霉菌过敏所致，表现为发热、咽痒、咳嗽、喘息、乏力、两肺闻及哮鸣音；

(2) 支气管肺曲菌病：一般常有咳嗽、痰呈黏液样、绿色或深绿色颗粒痰，时呈脓液样，部分病人可见血痰，病变部位可闻及干湿啰音。如大量繁殖形成的菌块阻塞支气管，该部位叩诊浊音，呼吸音减弱。

3. 实验室检查

(1) X线检查：显示多发性浸润或肺纹理增加，浸润病灶多发生在叶或段，但好发于上叶，常为游走性，黏液栓阻塞支气管可引起肺叶或段不张，但无叶间裂移位，长期反复发作可致中心性支气管扩张，即受累的叶或段支气管呈囊状扩张，远端正常，亦可见到车轨线样、平行线、球状、带状或指套状等阴影；

(2) 曲菌特异性沉淀素抗体测定：用浓缩血清标本测定，诊断阳性率达92%；

(3) 血中嗜酸性粒细胞增多，痰中可见大量嗜酸性细胞，血清中IgE及IgG浓度升高；

(4) 用曲菌浸出液作皮内试验可呈双相反应：试验15～20分钟后，出现风团和红晕反应，约0.5～2小时消退（Ⅰ型变态反应），4～10小时在皮试局部出现Arthus反应，约24～36小时消退（Ⅲ型变态反应）；

(5) 将痰或经纤支镜吸出分泌物作涂片可见有曲菌菌丝，培养有曲菌生长，可诊断为ABPA。在上述实验室检查项目中，以细菌学依据的特异性最高。

支气管肺部曲菌感染可通过血行播散至肝、肾、心、脑等器官；烧伤患者曲菌所致皮肤感染亦可发生曲菌败血症。一旦发生上述情况病情险恶，预后差，病死率高。

【诊断】

患者具有发生曲菌病的病理基础，如高龄、体弱、长期接受广谱抗菌药物、肾上腺皮质激素或放化疗治疗的病人，如病人出现Ⅰ、Ⅲ型变态反应及曲菌感染支气管肺部的症状及体征时应考虑本病存在的可能，若同时在支气管深部分泌物涂片上找到菌丝或多次培养有曲菌生长可诊断为ABPA。症状及体征虽无特异性，但咳嗽咳痰、喘息及双肺可闻及干、湿性啰音及哮鸣音，对ABPA仍有一定诊断价值；曲菌抗原皮内试验呈双相反应，血及痰中嗜酸性粒细胞增多，血清IgE升高均支持变态反应；X线示肺浸润灶，经纤支镜吸出分泌物涂片有曲菌菌丝，或培养有曲菌生长，有助于ABPA的病原诊断。由于ABPA多发生在各种空洞性疾病基础上，应注意诊断ABPA时要与肺结核、支气管扩张、肺脓肿及肺癌等疾病相鉴别，同时亦注意两者同时存在的可能性。

【治疗】

治疗原则：

1. 及时发现和处理发作期ABPA，预防浸润部位发生支气管扩张。

2. 治疗伴发的哮喘或不可逆性通气功能障碍。

3. 尽可能找出潜在的致敏真菌。

首选肾上腺糖皮质激素，泼尼松的剂量为0.5mg/(kg·d)，顿服，直到胸部X线异常影像消失，通常需要2周，然后改为隔日1次，以减轻不良反应。此间定期进行胸部X线检查，之后可继续服药2～3个月，直到总IgE降到原来基线水平。如患者转氨酶不高可试用伊曲康唑。

由于本病大多数患者存在支气管扩张，极易伴发下呼吸道感染，一旦发生应及时加用强有力的抗生素。

少数患者必要可行外科手术治疗。

（冯端兴）

第二十二章　过敏性肉芽肿性血管炎

【概述】

过敏性肉芽肿性血管炎（allergic granulomatous angitis）又称过敏性血管炎和肉芽肿病（allergic angitis and granulomatosis）或 churg-strauss 综合征(CSS)。1939 年 Rackemann 等报道在结节性多动脉炎病人中，有一个亚群同时患有过敏性疾病。1951 年 Churg 和 Strauss 首先系统报道了本病，描述了14 例（其中 11 例尸检）病人的临床和病理学表现，指出这些患者均具有严重哮喘、发热和外周血嗜酸性粒细胞增高，组织学显示肉芽肿性血管周围炎、坏死性动脉炎和嗜酸性粒细胞浸润。血管炎以系统性小血管炎为主，伴血管周围坏死性肉芽肿。CSS 可侵犯全身各部位和多个脏器，肺首当其冲。肺部病变几乎可见于所有病例。本病为罕见病，其发病率约为 7/100 万～13/100 万人。病因至今不明，发病机制与过敏反应及自身免疫有关。近来有报道，哮喘患者服用半胱氨酰白三烯（LTC_4-LTE_4）受体拮抗剂扎鲁司特或孟鲁司特后，发生 CSS。推测这可能因用药后 LTC_4-LTE_4 受抑，与 LTB_4 失衡，相对占优势的 LTB_4 趋化及活化嗜酸性粒细胞和中性粒细胞所致；也可能与用药后减停皮质激素有关。我国于 1988 年由杨嗣元等首先报道，以后陆续有少量报道。

【临床表现】

CSS 可于任何年龄发病，多见于中年（38～50 岁），男性略多于女性（男性占病例总数的 52%～75%），曾有女性妊娠期发病的报道。本病呈亚急性进程。症状持续数月至数十年。临床表现多种多样，可分为三期。

1. 前驱期　通常表现为“迟发性”（一般大于 21 岁）过敏性疾病，但缺乏家族性过敏史。过敏性鼻炎是最早期的表现，据 Lanham 等对 138 例的统计，平均发病年龄为 28 岁。过敏性鼻炎见于 60%～70%的病例中，病情重，常伴鼻旁窦炎和鼻息肉。患者多需反复行鼻息肉切除术以缓解鼻塞症状。上气道过敏性病变的总和约占病例数的 75%～85%。随病情进展，出现哮喘症状。哮喘见于 100%的病例，平均发病年龄为 35 岁。哮喘多属重度，难以控制，需全身应用和（或）吸入皮质激素。由于反复并发感染，少数病人可发生支气管扩张。前驱期可持续 8～10 年（最长达 30 年）才确诊本病。

2. 嗜酸性粒细胞增生期　外周血嗜酸性粒细胞显著增高，见于几乎所有

CSS病例。嗜酸性粒细胞常＞1.5×10^9/L或＞10％，与支气管哮喘时所见的轻度嗜酸性粒细胞增高（＜1.0×10^9/L）有明显区别。同时，出现病变组织嗜酸性粒细胞浸润，最常见于肺，其次为消化道、皮肤、肝、肾、神经系统等。此时患者可有发热、咳嗽、呼吸困难、喘息、唾液腺肿大、腹痛、皮疹等表现。肺部病变酷似吕弗勒综合征。38％～70％的病人有肺嗜酸性粒细胞浸润。组织嗜酸性粒细胞浸润是早期诊断CSS的重要指征。血嗜酸性粒细胞增高有时可自然恢复正常，而组织浸润则持续存在。

3. 血管炎期　平均发病年龄为38岁。血管炎期为本病的晚期和极期，症状多而重，有发热、乏力、消瘦等全身症状，哮喘及其他过敏症表现明显。尽管前驱期与血管炎期可相距数年，但少数重症病人仅相距数月甚至同时发生。除上述肺部病变外，可有肺泡出血、咯血。心脏病变常出现于血管炎期，构成患者最主要的死因。心脏病变表现为进行性充血性心力衰竭（占47％），主要因心肌嗜酸性粒细胞浸润或冠状动脉坏死性血管炎所致缺血性心肌病引起。1/3病例有心包炎，曾有心包填塞的报道。神经病变表现为多发性单神经炎（占69％～75％）、脑神经损害（视神经损害最常见）、蛛网膜下腔出血和脑梗死等，构成第二位的死因。血管炎期70％病人有皮肤损害，表现为非血小板减少性紫癜、皮肤或皮下结节（可破溃成溃疡）、斑丘疹、网状青斑等。消化道症状见于60％的病人，除腹痛、腹泻外，还有胃肠道出血、肠梗阻、肠穿孔、胆囊炎和肝功能异常等，构成第四位的死因。肾功能损害见于50％的病人，表现为间质性肾炎、局灶性肾小球肾炎、血尿和蛋白尿等，为第三位致死原因。血管炎引起复发性肾梗死可导致顽固性高血压（见于25％～75％病人）。部分患者可有轻度淋巴结肿大（30％～40％）、外周动脉炎及眼部症状等。若在嗜酸性粒细胞增生期确诊本病，及时治疗，病程可望明显缩短，预后改善，患者可不进入血管炎期。

【诊断要点】

1. 症状　主要症状为鼻塞、流清涕或脓涕、气短、喘息、咳嗽、发热（体温＞38℃）、体重减轻、皮肤损害等。后期可有咯血、腹痛、腹泻、急腹症、神经炎或其他神经系统症状、心力衰竭、心绞痛、游走性多关节痛、肌痛、雷诺现象等。

2. 体征　鼻息肉和鼻旁窦炎征，肺部可闻哮鸣音或湿啰音，部分病例有胸腔积液征，可见多形皮疹、外周淋巴结肿大、腮腺肿大、心包积液征及其他病变的相应体征。

3. 实验室检查　①外周血嗜酸性粒细胞＞1.5×10^9/L或＞10％；②血清总IgE升高；③血沉增快，＞50mm/h；④轻度贫血；⑤50％～70％病例髓过氧化物酶抗中性粒细胞胞浆抗体（p-ANCA）阳性（阳性多见于患坏死性肾小球肾炎者，而心肌病变者多为阴性），仅个别病例 c-ANCA 阳性；⑥约 20%～25%病例抗核抗体或类风湿因子阳性；⑦病变累及肾脏时可有血尿、蛋白尿，血肌酐、尿素氮升高。

4. 影像学检查　在肺嗜酸性粒细胞浸润期及血管炎期，胸片可见一过性游走性肺外周部浸润影，不呈肺叶或肺段分布，常累及两肺，下叶较多见。约30%的病例有胸腔积液或胸膜增厚，少数病例可见弥漫性结节影或肺间质病变影，极少空洞形成。肺门淋巴结可肿大。胸部高分辨率 CT 片显示支气管周围斑片状增厚，肺动脉增粗，部分血管断面增厚呈星形，外周肺实质多发性不规则片状浸润影或结节影，密度不均。少数病例可见心包积液。

5. 肺功能检查　早期多显示阻塞性通气功能障碍，随病情进展，可出现限制性及阻塞性混合通气功能障碍及弥散功能降低。

6. 支气管肺泡灌洗（BAL）　灌洗液中可见嗜酸性粒细胞明显增高。

7. 病理组织学检查　针吸肺活检可见多量嗜酸性粒细胞。经支气管镜或开胸肺活检可见典型的慢性嗜酸性粒细胞性肺炎，除肺泡腔及肺间质有大量嗜酸性粒细胞聚集外，血管壁亦有明显的嗜酸性粒细胞浸润。后期可见小动、静脉坏死性血管炎，血管周围及肺间质嗜酸粒性细胞性肉芽肿，可导致血管堵塞和瘢痕形成。

美国风湿病学会提出以下诊断标准：

1. 哮喘。
2. 鼻旁窦异常。
3. 外周血嗜酸性粒细胞＞10%。
4. 单发或多发神经病变。
5. 游走性或一过性肺浸润。
6. 活检标本显示血管外嗜酸性粒细胞聚集。

以上 6 条中至少具备其中 4 条，可诊断为 CSS（经 20 例 CSS 患者及 700 余名健康人的对比研究，本标准的敏感性为 85%，特异性达 99.7%）。

【治疗方案及原则】

未经治疗的 CSS 预后差，约 50%数月内死于血管炎。故早期诊断及治疗极为重要。皮质激素及免疫抑制剂可强有力地抑制炎症反应和过敏反应，对 CSS 有良好疗效，可使大部分患者完全缓解，病情稳定，甚至治愈。复发率约为 25%。

1. 糖皮质激素　可口服强的松，剂量为 1mg/(kg·d)（40～60mg/d），6～8周后逐渐减量，至最小有效维持量。疗程 12～18 个月。停服糖皮质激素后需吸入糖皮质激素以防止哮喘发作。个别病例需更大剂量泼尼松或需静脉用甲泼尼龙。并发严重高血压、肾功能不全和多发性单神经炎者，多需长期用维持量泼尼松。

2. 免疫抑制剂　重症病人或对糖皮质激素反应欠佳者，可加环磷酰胺或硫唑嘌呤，与糖皮质激素联用。环磷酰胺口服 2mg/(kg·d)，也有人静脉用 500～700mg/m^2，每月一次。硫唑嘌呤口服 1.5mg/(kg·d)。疗程可达 6 个月。用药时须每周查血常规，以防白细胞及其他血细胞降低。

3. 其他治疗　血浆置换在血管炎期之前应用有一定疗效。对糖皮质激素反应差者也可试用免疫球蛋白和 γ-干扰素静脉滴注治疗。

CSS 病人应避免用 β 受体阻滞剂和半胱氨酰白三烯受体拮抗剂。前者有可能引起支气管收缩和充血性心衰，后者有可能促使病情加重。

（崔德健）

第二十三章　肺泡蛋白沉积症

【概述】

肺泡蛋白沉着症（pulmonary alveolar proteinosis，PAP）是一种原因未明的少见疾病。其特点是肺泡内有不可溶性富磷脂蛋白沉积，临床症状主要表现为气短、咳嗽和咳痰。胸部X线呈双肺弥漫性肺部浸润阴影。病理学检查以肺泡内充满有过碘酸雪夫（PAS）染色阳性的蛋白样物质为特征。该病由Rosen于1958年首次报道。又称为Rosen-Castleman-Liebow综合征。

【临床表现】

1. PAP可分原发和继发两型　病因不明称原发性。继发性可由恶性肿瘤（血液肿瘤、肺癌）；肺部感染（结核、奴卡氏菌感染）；吸入无机矿物质或化学物质（石英、白陶土）引起。发生于各个年龄段，20～50岁多见。男女之比约2.5∶1。起病十分隐匿，最常见的临床表现为渐进性的呼吸困难、轻中度干咳或咳白黏痰、团块状痰。乏力、胸痛、体重减轻也较常见。部分患者可无临床症状，或进展成为呼吸衰竭。发热和咯血偶见。体检很少有阳性体征发现，肺底有时可闻捻发音。病程较长患者可见杵状指、发绀。极少病例合并肺心病。15%左右合并机会感染，如奴卡菌属、真菌属、组织胞浆菌、分枝杆菌及巨细胞病毒等。

2. X线表现　常规的胸部X线平片表现为双肺弥漫性细小的羽毛状或结节状浸润影，边界模糊。并可见支气管充气征。肺门区密度较高，外周密度较低，酷似心源性肺水肿，但无Kerley B线。一般不发生钙化，也不伴有胸膜病变或肺门及纵隔淋巴结肿大。

胸部CT检查，尤其高分辨CT（HRCT）表现为气腔病变和肺间质病变并存。可呈毛玻璃状和（或）网状及斑片状阴影，可为对称或不对称性，有时可见支气管充气征。病变与周围肺组织间常有明显的界限且边界不规则，形成特征性的“地图样”改变。病变部位的小叶内间隔和小叶间间隔常有增厚。形成碎石路样征象（crazy paving appearance，CPA）。

3. 实验室检查

（1）血常规：多数患者血红蛋白正常，仅少数轻度增高，白细胞一般正常。血沉正常。

（2）血生化检查：多数患者的血清乳酸脱氢酶（LDH）明显升高，超过正常值 2 倍以上。而其特异性同工酶无明显异常。少数患者还可有血清球蛋白的增高，但无特异性。血清中肺泡表面活性物质相关蛋白 A（SP-A）和 D（SP-D）较正常人明显升高。

（3）痰检查：有学者发现 PAP 患者痰中 PAS 染色阳性，但由于其他肺部疾病患者的痰液也可出现阳性，加之 PAP 患者咳痰很少，故痰的检查在 PAP 患者的使用受到很大限制。近年来，有学者报道，在 PAP 患者痰中 SP2A 浓度较对照组高出约 400 倍，提示痰 SP2A 检查在肺部鉴别诊断中有一定意义。

（4）支气管肺泡灌洗液检查：典型的支气管肺泡灌洗液呈牛奶状或泥浆样。肺泡蛋白沉积物的可溶性很低，一般放置 20 分钟左右，即可出现沉淀。支气管肺泡灌洗液的细胞分类对 PAP 诊断无帮助。BALF 中可以以巨噬细胞为主，也可以淋巴细胞为主，CD4/CD8 比值可以增高也可降低。BALF 的生化检查如 SP2A、SP2D 可明显升高。将 BAL 液加甲醛溶液离心沉淀后，用石蜡包埋，进行病理切片检查，可见独特的组织学变化：在弥漫性的嗜酸颗粒的背景中，可见大的、无细胞结构的嗜酸性小体；过碘酸雪夫（PAS）染色阳性，而奥星蓝（Alcian blue）染色及黏蛋白卡红染色阴性。Masson 三色法染色为橘黄色，显微镜检查可见针形空隙，电镜可见环形包涵体。

（5）肺功能检查：肺功能改变主要是限制性通气障碍及弥散功能降低，肺顺应性减少，而气流一般无明显受限。有症状患者，约 1/3 静息时有低氧血症，几乎所有病人都有肺分流率增加。

【诊断要点】

1. 由于肺泡蛋白沉着症患者的症状不典型，故诊断主要依据胸部 X 线检查和支气管肺泡灌洗或经纤支镜肺活检。影像学表现与临床症状和肺部体征不平行是其特点。

2. PAP 的胸部 X 线表现呈弥漫性斑片状阴影或磨砂玻璃影，往往以肺门为中心向外扩散，并可呈蝶翼状，CT 扫描示片状影，呈地图样分布，边缘锐利，需与肺水肿、肺炎、肺霉菌病、结节病、肺部结缔组织病、矽肺、卡氏肺囊虫肺炎及 IPF 等相鉴别。

3. 支气管肺泡灌洗和经纤支镜肺活检或 CT 引导下经皮肺活检是目前诊断 PAP 的主要手段，少数行胸腔镜下肺活检。如支气管肺泡灌洗液外观浑浊，呈灰黄色，静置后可分层，则提示有 PAP 可能。光镜下若见到大量无定型、嗜酸性碎片，PAS 染色阳性，而奥星蓝染色及黏蛋白卡红染色阴性，则可明确诊断。经纤支镜肺活检组织若见到典型病理表现也可明确诊断。血清和 BAL 液中 SP-A 和 SP-D 检查对 PAP 的诊断有一定帮助。

【治疗方案及原则】

1. 由于部分肺泡蛋白沉着症患者可以自行缓解，症状轻微或无临床症状的患者，可以不马上进行治疗，当病人症状明显加重或病人不能维持正常活动时，可以考虑进行治疗。

2. 药物治疗　症状较轻的患者，可以用溶解黏液的气雾剂、温盐水气雾剂和口服碘化物。不能灌洗的病人，也可用胰蛋白酶吸入。用胰蛋白酶气雾剂时，每天 20 万单位，连续 3 周。治疗应在医院进行，如果有效，继续这个剂量治疗 4～6 个月。胰蛋白酶治疗的主要副作用是：口腔和咽喉烧灼感、过敏、剧烈咳嗽、胸痛、发热、哮喘。由于胰蛋白酶的副作用大，疗程长，因此没有被广泛采用，有报道用溴环己胺醇（ambroxol）气雾剂，但其药理作用不清楚。皮质激素对肺泡蛋白沉积症无益，可促进继发感染。

3. 全肺灌洗　全肺灌洗是治疗肺泡蛋白沉着症最为有效的方法。可以改善病人的症状、运动耐受能力、提高动脉血氧分压、降低肺内分流，改善肺功能。还可以改善肺泡巨噬细胞功能，降低机会感染的发病率。

（1）全肺灌洗的适应证：Rogers 等提出的指征是：①诊断明确；②肺内分流率＞10％；③呼吸困难等症状明显；④显著的运动后低氧血症。

（2）全肺灌洗需在全身麻醉下进行，麻醉后经口插入双腔气管插管，确定双腔管的位置正确后，向支气管内套囊（一般位于左主支气管内）和气管套囊充气，以确保双侧肺完全密闭，然后用 100％的纯氧给双肺通气至少 20 分钟，以洗出肺泡内的氮气。取平卧位或侧卧位。在呼气末，夹闭待灌洗侧肺的呼吸通路，接通灌洗通路，以 100ml/min 左右的速度向肺内注入加温至 37℃的生理盐水，当肺充以相当于功能残气量（FRC）的生理盐水后，再滴入大概相当于肺总量（通常 500～1200ml）的生理盐水，然后吸出同量的肺灌洗液。这个过程可反复进行，直至流出液完全清亮，总量一般 20～40L。灌洗结束前，应将病人置头低脚高位进行吸引。

（3）在进行全肺灌洗过程中应密切监测病人的血压、血氧饱和度及灌洗肺的液体平衡，一侧肺灌洗之后，是否立即行对侧肺灌洗，需取决于病人的当时情况而定。如果病人情况不允许，可于 2～3 天后再行另一侧肺灌洗。全肺灌洗的主要优点是灌洗较为彻底，患者可于灌洗后 48 小时内症状和生理指标得到改善。其缺点是所需技术条件较高，具有一定的危险性。全肺灌洗的主要并发症是：①肺内分流增加，影响气体交换；②灌注的生理盐水流入对侧肺；③低血压；④液气胸；⑤支气管痉挛；⑥肺不张；⑦肺炎等。

4. 经纤维支气管镜分段支气管肺泡灌洗　经纤维支气管镜分段支气管肺泡灌洗具有安全、简便、易推广使用、可反复进行以及病人易接受等优点。灌洗液一般采用无菌温生理盐水。每次灌洗时，分段灌洗一侧肺，每一肺段或亚段每次灌入温生理盐水 100～200ml，停留数秒钟后，以适当负压将液体吸出，然后反复进行 2～3 次，再进行下一肺段灌洗。全肺灌洗液总量可达 2000～4000ml。每次灌洗前应局部给予少量 2%利多卡因以减轻刺激性咳嗽，吸引时可拍打肺部或鼓励患者咳嗽，以利于液体咳出。由于整个灌洗过程较长，可给予患者鼻导管吸氧。灌洗后肺部常有少量细湿啰音，第二天常可自动消失。必要时可适当使用口服抗生素，以预防感染。经纤维支气管镜分段支气管肺泡灌洗与全肺灌洗相比，前者对肺泡蛋白沉积物的清除不及后者，因而常需反复多次灌洗。

5. GM-CSF 替代疗法　由于在粒细胞巨噬细胞集落刺激因子（GM-CSF）基因缺失的小鼠肺脏出现了与人类肺泡蛋白沉着症类似的改变，所以有学者试用 GM-CSF 治疗肺泡蛋白沉着症。呼吸困难症状明显改善，动脉血氧分压上升，运动耐力增加。胸部 X 线检查：双肺浸润阴影明显吸收。疗效尚需更多临床实验证实。

6. 基因治疗　由于肺泡蛋白沉着症可能与 SP-B 基因突变、GM-CSF 表达低下以及 GM-CSF/IL-3/IL-5 受体 β 链缺陷等有关，因而存在着基因治疗的可能性。目前已有学者将正常 SP-B 基因、GM-CSF 基因通过病毒载体转入动物体内，并且成功表达，今后能否用于临床治疗，尚需进一步研究。

7. 造血干细胞和骨髓移植可作为治疗少见的单基因遗传病的一种手段，疗效尚待证实。

（余健民）

第二十四章　肺血栓栓塞症

【概述】

肺栓塞（pulmonary embolism，PE）是以各种栓子阻塞肺动脉系统为其发病原因的一组疾病或临床综合征，包括肺血栓栓塞症，脂肪栓塞综合征，羊水栓塞，空气栓塞等。

肺血栓栓塞症（pulmonary thromboembolism，PTE）为来自静脉系统或右心的血栓阻塞肺动脉或其分支所致疾病，以肺循环和呼吸功能障碍为其主要临床和病理生理特征。PTE 为 PE 的最常见类型，占 PE 中的绝大多数，通常所称 PE 即指 PTE。

引起 PTE 的血栓主要来源于深静脉血栓形成（deep venous thrombosis，DVT）。PTE 与 DVT 实质为同一疾病在不同部位、不同阶段的表现，两者共属于静脉血栓栓塞症（venous thromboembolism，VTE）。

PTE 目前已成为重要的医疗保健问题。欧美国家的初步流行病学资料显示，其发病率高，病死率亦高。过去我国医学界曾将 PTE 视为“少见病”，但这种观念近年已发生彻底改变。虽然我国目前尚无准确的流行病学资料，但随着诊断意识和检查技术的提高，诊断例数已显著增加。

【临床表现】

1. 症状　症状多种多样，但缺乏特异性，严重程度亦有很大差别，可以从无症状到血流动力学不稳定，甚或发生猝死。常见症状有：呼吸困难及气促，尤以活动后明显；胸痛，包括胸膜炎性胸痛或心绞痛样疼痛；晕厥，可为 PTE 的唯一或首发症状；烦躁不安、惊恐甚至濒死感；咯血，常为小量咯血，大咯血少见；咳嗽，心悸等。各病例可出现以上症状的不同组合。临床上有时出现所谓“三联征”，即同时出现呼吸困难、胸痛及咯血，但仅见于约 20％的患者。

2. 体征　呼吸系统体征：呼吸急促最常见；发绀；肺部可闻及哮鸣音和（或）细湿啰音，偶可闻及血管杂音；合并肺不张和胸腔积液时出现相应体征。

循环系统体征：心动过速；血压变化，严重时可出现血压下降甚至休克；颈静脉充盈或搏动；肺动脉瓣区第二心音亢进或分裂，$P_2>A_2$，三尖瓣区收缩期杂音。

其他：发热，多为低热，少数有38℃以上的发热。

3. 深静脉血栓形成的症状与体征　在考虑PTE诊断的同时，必须注意是否存在DVT，特别是下肢DVT。其主要表现为患肢肿胀、周径增粗、疼痛或压痛、皮肤色素沉着，行走后患肢易疲劳或肿胀加重。约半数或以上的下肢DVT患者无自觉临床症状和明显体征。

大小腿周径的测量点分别为髌骨上缘以上15cm处，髌骨下缘以下10cm处。双侧相差1cm即有意义。

【诊断要点】

1. 根据临床情况疑诊PTE（疑诊）　如患者出现上述临床症状、体征，特别是在高危病例出现不明原因的呼吸困难、胸痛、晕厥和休克，或伴有单侧或双侧不对称性下肢肿胀、疼痛等，可进行如下检查：

（1）血浆D-二聚体（D-dimer）：PTE时升高，若其含量低于500μg/L，可基本除外急性PTE。酶联免疫吸附法（ELISA）是较为可靠的检测方法。

（2）动脉血气分析：常表现为低氧血症，低碳酸血症，肺泡-动脉血氧分压差［P（A-a）O_2］增大。部分患者的血气分析结果可以正常。

（3）心电图：大多数病例表现有非特异性的心电图异常。包括$S_I Q_{III} T_{III}$征；V_1～V_4的T波改变和ST段异常；完全或不完全右束支传导阻滞；肺型P波；电轴右偏，顺钟向转位等。

（4）胸部X线平片：可提供疑似PTE线索和除外其他疾病。包括：区域性肺血管纹理变细、稀疏或消失，肺野透亮度增加；肺野局部浸润性阴影；尖端指向肺门的楔形阴影；肺不张或膨胀不全；右下肺动脉干增宽或伴截断征；肺动脉段膨隆以及右心室扩大征；患侧横膈抬高；少至中量胸腔积液征等。

（5）超声心动图：在提示诊断和除外其他心血管疾患方面有重要价值。对于严重的PTE病例，可以发现右心室壁局部运动幅度降低；右心室和（或）右心房扩大；室间隔左移和运动异常；近端肺动脉扩张；三尖瓣反流速度增快；下腔静脉扩张，吸气时不萎陷。超声心动图检查结果为划分次大面积PTE的依据。若在右心房或右心室发现血栓，同时患者临床表现符合PTE，可以作出诊断。超声检查偶可因发现肺动脉近端血栓而确定诊断。

（6）下肢深静脉超声检查：下肢为DVT最多发部位，超声检查为诊断DVT最简便的方法，若阳性可以诊断DVT，同时对PTE有重要提示意义。

2. 对疑诊病例合理安排进一步检查以明确PTE诊断（确诊）　经过上述检查，仍高度怀疑PTE者，应根据具体医疗条件，尽可能安排下述的一项或多项检查，以明确诊断。

（1）螺旋CT：是目前最常用的PTE确诊手段。采用特殊操作技术进行

CT肺动脉造影（CTPA），能够准确发现段以上肺动脉内的血栓。①直接征象：肺动脉内低密度充盈缺损，部分或完全包围在不透光的血流之间（轨道征），或者呈完全充盈缺损，远端血管不显影；②间接征象：肺野楔形密度增高影，条带状高密度区或盘状肺不张，中心肺动脉扩张及远端血管分支减少或消失。高质量CTPA检查阴性的患者一般不需要针对PTE的进一步检查或治疗。

（2）核素肺通气/灌注扫描：是PTE重要的诊断方法。典型征象是呈肺段分布的肺灌注缺损，并与通气显像不匹配。一般可将扫描结果分为三类：①高度可能：其征象为至少2个或更多肺段的局部灌注缺损而该部位通气良好或X线胸片无异常；②正常或接近正常；③非诊断性异常：其征象介于高度可能与正常之间。

（3）磁共振成像（MRI）：对段以上肺动脉内血栓诊断的敏感性和特异性均较高，适用于碘造影剂过敏的患者。

（4）肺动脉造影：为PTE诊断的经典与参比方法。是一种有创性检查技术，有发生致命性或严重并发症的可能性，故应严格掌握其适应证。

3. 寻找PTE的成因和危险因素

（1）明确有无DVT：对某一病例只要疑诊PTE，无论其是否有DVT症状，均应进行体检，并行深静脉超声、放射性核素或X线静脉造影、CT静脉造影（CTV）、MRI静脉造影（MRV）、肢体阻抗容积图（IPG）等检查，以帮助明确是否存在DVT及栓子的来源。

（2）寻找发生DVT和PTE的诱发因素：如制动、创伤、肿瘤、长期口服避孕药等。同时要注意患者有无易栓倾向，尤其是对于40岁以下的患者，应做易栓症方面的检查。对年龄小于50岁的复发性PTE或有突出VTE家族史的患者，应考虑易栓症的可能性。对不明原因的PTE患者，应对隐源性肿瘤进行筛查。

【PTE的临床分型】

1. 急性PTE

（1）大面积PTE（massive PTE）：临床上以休克和低血压为主要表现，即体循环动脉收缩压＜90mmHg，或较基础值下降幅度≥40mmHg，持续15分钟以上。须除外新发生的心律失常、低血容量或感染中毒症所致血压下降。

（2）非大面积PTE（non-massive PTE）：不符合以上大面积PTE标准，即未出现休克和低血压的PTE。

此型中一部分病例临床出现右心功能不全，或超声心动图表现有右心室室壁运动减弱，归为次大面积PTE（submassive PTE）亚型。

2. 慢性血栓栓塞性肺动脉高压（CTEPH） 患者存在呈慢性、进行性病程经过的肺动脉高压的相关表现；影像学检查证实肺动脉阻塞，经常呈多部位、广泛阻塞，可见肺动脉内偏心分布、贴近血管壁、有钙化倾向的团块状物等慢性栓塞征象；右心导管检查示静息肺动脉平均压＞25mmHg；活动后肺动脉平均压＞30mmHg；超声波检查示右心室壁增厚，符合慢性肺源性心脏病诊断标准。

【治疗方案及原则】

1. 一般处理与呼吸循环支持治疗 对高度疑诊或确诊 PTE 的患者，应进行严密监护，监测呼吸、心率、血压、静脉压、心电图及动脉血气的变化；卧床休息，保持大便通畅，避免用力，以免促进深静脉血栓脱落；可适当使用镇静、止痛、镇咳等相应的对症治疗。

采用经鼻导管或面罩吸氧以纠正低氧血症。对于出现右心功能不全但血压正常者，可使用多巴酚丁胺和多巴胺；若出现血压下降，可增大剂量或使用其他血管加压药物，如肾上腺素等。

2. 抗凝治疗 为 PTE 和 DVT 的基本治疗方法，可以有效地防止血栓再形成和复发，为机体发挥自身的纤溶机制溶解血栓创造条件。抗凝药物主要有肝素、低分子肝素和华法林（warfarin）。一般认为，抗血小板药物的抗凝作用尚不能满足 PTE 或 DVT 的抗凝要求。

临床疑诊 PTE 时，即可安排使用肝素或低分子肝素进行有效的抗凝治疗。

应用肝素/低分子肝素前应测定基础 APTT、PT 及血常规（含血小板计数，血红蛋白）；注意是否存在抗凝的禁忌证，如活动性出血，凝血功能障碍，未予控制的严重高血压等。对于确诊的 PTE 病例，大部分禁忌证属相对禁忌证。

普通肝素的推荐用法：予 3000～5000IU 或按 80IU/kg 静注，继之以 18IU/(kg·h) 持续静滴。在开始治疗后的最初 24 小时内每 4～6 小时测定 APTT，根据 APTT 调整剂量，尽快使 APTT 达到并维持于正常值的 1.5～2.5 倍。达稳定治疗水平后，改每天测定 APTT 一次。肝素调整方法见表 24-1。

肝素亦可用皮下注射方式给药。一般先予静注负荷量 3000～5000IU，然后按 250IU/kg 剂量每 12 小时皮下注射一次。调节注射剂量使注射后 6～8 小时的 APTT 达到治疗水平。

因肝素可能会引起血小板减少症，在使用肝素的第 3～5 天复查血小板计数。若较长时间使用肝素，尚应在第 7～10 天和 14 天复查。若出现血小板迅速或持续降低达 30％以上，或血小板计数＜100×10^9/L，应停用肝素。

表 24-1 根据 APTT 监测结果调整静脉肝素用量的方法

APTT	初始剂量及调整剂量	下次 APTT 测定的间隔时间（h）
治疗前测基础 APTT	初始剂量：80IU/kg 静推，然后按 18IU/(kg·h) 静滴	4～6
APTT<35s（<1.2 倍正常值）	予 80IU/kg 静推，然后增加静滴剂量 4IU/(kg·h)	6
APTT35～45s（1.2～1.5 倍正常值）	予 40IU/kg 静推，然后增加静滴剂量 2IU/(kg·h)	6
APTT46～70s（1.5～2.3 倍正常值）	无需调整剂量	6
APTT71～90s（2.3～3.0 倍正常值）	减少静滴剂量 2IU/(kg·h)	6
APTT>90s（>3 倍正常值）	停药 1 小时，然后减少剂量 3IU/(kg·h)后恢复静滴	6

低分子肝素（LMWH）的推荐用法：根据体重给药（anti-Ⅹa IU/kg 或 mg/kg。不同低分子肝素的剂量不同，详见下文），1～2 次/日，皮下注射。对于大多数病例，按体重给药是有效的，不需监测 APTT 和调整剂量，但对过度肥胖者或孕妇宜监测血浆抗Ⅹa 因子活性（plasma anti-Ⅹa activity）并据以调整用量。

各种低分子肝素的具体用法：

dalteparin 钠：200 anti-Ⅹa IU/(kg·d）皮下注射。单次剂量不超过 18000IU。

enoxaparin 钠：1mg/kg 皮下注射，每 12 小时一次；或 1.5mg/(kg·d）皮下注射，单次总量不超过 180mg。

nadroparin 钙：86 anti-Ⅹa IU/kg 皮下注射，每 12 小时一次；或 171 anti-Ⅹa IU/kg 皮下注射，1 次/日，单次总量不超过 17100IU。

tinzaparin 钠：175 anti-Ⅹa IU/(kg·d）皮下注射。

不同厂家制剂需参照其产品使用说明。

低分子肝素由肾脏清除，对于肾功能不全，特别是肌酐清除率低于 30ml/min 的病例须慎用。若应用，需减量并监测血浆抗Ⅹa 因子活性。

建议肝素或低分子肝素至少应用 5 天，直到临床情况平稳。对大面积 PTE 或髂股静脉血栓，肝素约需用至 10 天或更长。

华法林：在肝素开始应用后的第 1～3 天加用口服抗凝剂华法林，初始剂量为 3.0～5.0mg，与肝素需至少重叠 4～5 天，当连续两天测定的国际标准化比率（INR）达到 2.5（2.0～3.0）时，或 PT 延长至 1.5～2.5 倍时，即可停止使用肝素，单独口服华法林治疗。应根据INR或PT调节华法林的剂量。在达到治疗水平前应每日测定INR，其后2周监测2～3次，以后根据INR稳定情况每周监测1次或更少。若行长期治疗，约每4周测定INR并调整华法林剂量1次。

抗凝治疗的持续时间因人而异。一般口服华法林的疗程至少为3～6个月。部分病例的危险因素短期可以消除，例如服雌激素或临时制动，疗程为3个月即可；对于栓子来源不明的首发病例，需至少给予6个月的抗凝；对复发性VTE、合并肺心病或危险因素长期存在者，抗凝治疗的时间应延长达12个月或以上，甚至终生抗凝。

妊娠的前3个月和最后6周禁用华法林，可用肝素或低分子量肝素治疗。产后和哺乳期妇女可以服用华法林。育龄妇女服用华法林者需注意避孕。

华法林的主要并发症是出血。华法林所致出血可以用维生素K拮抗。华法林有可能引起血管性紫癜，导致皮肤坏死，多发生于治疗的前几周。

3. 溶栓治疗　主要适用于大面积PTE病例；对于次大面积PTE，若无禁忌证可以进行溶栓；对于血压和右心室运动均正常的病例不推荐进行溶栓。

溶栓治疗宜高度个体化。溶栓的时间窗一般定为14天以内。溶栓应尽可能在PTE确诊的前提下慎重进行。对有溶栓指征的病例宜尽早开始溶栓。

溶栓治疗的主要并发症为出血。用药前应充分评估出血的危险性，必要时应配血，做好输血准备。溶栓前宜留置外周静脉套管针，以方便溶栓过程中取血监测，避免反复穿刺血管。

溶栓治疗的绝对禁忌证有活动性内出血；近期自发性颅内出血。相对禁忌证有：二周内大手术、分娩、器官活检或不能以压迫止血部位的血管穿刺；两个月内缺血性卒中；10天内胃肠道出血；15天内严重创伤；1个月内的神经外科或眼科手术；难于控制的重度高血压（收缩压＞180mmHg，舒张压＞110mmHg）；近期曾行心肺复苏；血小板计数低于100×10^9/L；妊娠；细菌性心内膜炎；严重肝肾功能不全；糖尿病出血性视网膜病变等。对于大面积PTE，因其对生命的威胁极大，上述绝对禁忌证亦应被视为相对禁忌证。

常用的溶栓药物有尿激酶（UK）、链激酶（SK）和重组组织型纤溶酶原激活剂（rtPA）。溶栓方案与剂量：

尿激酶：负荷量4 400IU/kg，静注10分钟，随后以2 200IU/(kg·h)持续静滴12小时；另可考虑2小时溶栓方案：以20 000IU/kg量持续静滴2小时。

链激酶：负荷量250 000IU，静注30分钟，随后以100 000IU/h持续静滴24小时。链激酶具有抗原性，故用药前需肌注苯海拉明或地塞米松，以防止过敏反应。链激酶6个月内不宜再次使用。

rtPA：50mg持续静脉滴注2小时。

使用尿激酶、链激酶溶栓期间勿同用肝素。对以rtPA溶栓时是否需停用肝素无特殊要求。

溶栓治疗结束后，应每2～4小时测定一次凝血酶原时间（PT）或活化部分凝血激酶时间（APTT），当其水平低于正常值的2倍，即应重新开始规范的肝素治疗。

溶栓后应注意对临床及相关辅助检查情况进行动态观察，评估溶栓疗效。

4. 肺动脉血栓摘除术　适用于经积极的保守治疗无效的紧急情况。手术标准：

大面积PTE，肺动脉主干或主要分支次全堵塞，不合并固定性肺动脉高压者（尽可能通过血管造影确诊）；

有溶栓禁忌证者；

经溶栓和其他积极的内科治疗无效者。

5. 经静脉导管碎解和抽吸血栓　用导管碎解和抽吸肺动脉内巨大血栓或行球囊血管成型，同时还可进行局部小剂量溶栓。适应证：肺动脉主干或主要分支大面积PTE并存在以下情况者：溶栓和抗凝治疗禁忌；经溶栓或积极的内科治疗无效；缺乏手术条件。

6. 静脉滤器　为防止下肢深静脉大块血栓再次脱落阻塞肺动脉，可于下腔静脉安装滤器。适用于：下肢近端静脉血栓，而抗凝治疗禁忌或有出血并发症；经充分抗凝而仍反复发生PTE；伴血流动力学变化的大面积PTE；近端大块血栓溶栓治疗前；伴有肺动脉高压的慢性反复性PTE；行肺动脉血栓切除术或肺动脉血栓内膜剥脱术的病例。对于上肢DVT病例还可应用上腔静脉滤器。置入滤器后，如无禁忌证，宜长期口服华法林抗凝；定期复查有无滤器上血栓形成。

7. CTEPH的治疗　若阻塞部位处于手术可及的肺动脉近端，可考虑行肺动脉血管内膜剥脱术。口服华法林3.0～5.0mg/d，根据INR调整剂量，保持INR为2～3。反复下肢深静脉血栓脱落者，可放置下腔静脉滤器。

8. 预防　对存在发生DVT-PTE危险因素的病例，宜根据临床情况采用相应预防措施。采用的主要方法：机械预防措施，包括加压弹力袜、间歇序贯充气泵和下腔静脉滤器；药物预防措施，包括小剂量肝素皮下注射、低分子肝素和华法林。

（王　辰）

第二十五章　胸腔积液

第一节　结核性胸膜炎

【概述】

结核性胸膜炎（tuberculous pleurisy）是由结核菌及其代谢产物进入高度过敏状态的机体胸膜腔而引起的胸膜炎症。它占感染性胸腔积液的35%～50%，列为各类胸腔积液的首位，是最为常见的胸膜炎，也是我国重要的呼吸系统疾病。

结核性胸膜炎的发病机制与结核菌及其代谢产物对胸膜的刺激和机体敏感性增强两个重要因素有关。它的发生是结核菌或其特异性抗原与致敏的$CD4^+$ T淋巴细胞相互作用的过程，是以淋巴细胞介导为主的综合免疫病理反应。早期规范治疗可取得良好效果，反之会产生一系列不良后果，包括胸膜肥厚、粘连等。

【临床表现】

结核性胸膜炎包括干性胸膜炎、渗出性胸膜炎和结核性脓胸，其临床表现各异。

1. 干性胸膜炎（dry pleurisy）　主要症状为胸痛，为剧烈针刺样痛，深呼吸及咳嗽时更甚，多发生于肺尖部、腋下胸部。少数病人有轻中度发热、干咳及其他结核毒性症状。体征为患侧呼吸运动受限，呼吸音减弱，局部压痛，可闻及恒定的吸气相与呼气相的胸膜摩擦音，咳嗽后无改变为其特点。

2. 渗出性胸膜炎（exudative pleurisy）　临床症状因发病部位、积液量不等，有较大差异。常急性起病，亦可缓发。

（1）结核中毒症状：80%患者有发热，多为中度热，常伴有乏力、纳差、盗汗等症状。

（2）胸痛：3/4以上患者有胸痛，与病程的发展阶段及部位有很大关系，常见于疾病初期及病程后期、呈针刺样或隐痛，出现胸腔积液时胸痛可不同程度减轻。

（3）咳嗽：多数为阵发性刺激性干咳。

（4）大量积液可出现气急、呼吸困难。

积液体征与胸液量及积聚部位有关，积液量少于400ml或位于叶间胸膜者可无明显体征。中等量以上积液者，可出现不同程度的胸腔积液体征，如患侧胸廓饱满，呼吸运动受限、触觉语颤减弱或消失，叩诊浊音或实音，听诊呼吸音降低或消失，语音传导减弱。大量胸腔积液气管移向健侧。

3. 结核性脓胸（tuberculous empyema） 一般起病缓慢，症状轻微，可有胸闷、胸痛、干咳、气短等，多数有结核中毒症状。急性起病者，全身中毒症状明显，可出现寒战、高热、干咳、胸痛、呼吸困难等。若伴有支气管胸膜瘘，可有剧烈刺激性咳嗽，常由于继发细菌感染加重病情。慢性者常呈消耗状态，贫血、消瘦明显。体征大致与渗出性胸膜炎相似。慢性者胸廓塌陷，肋间隙变窄，呼吸音减弱，纵隔移向患侧，常伴有杵状指（趾）。

【诊断要点】

根据病史、体征、X线、超声检查和胸液检查，多数病例可做出临床诊断。胸膜活检和细菌学检查可确定病因诊断。

1. 干性胸膜炎 根据病史、发热、干咳、剧烈针刺样疼痛和胸膜摩擦音等特点可以做出诊断。

2. 渗出性胸膜炎 多数病人起病较急，有发热、干咳、胸痛或先有结核中毒症状，大量胸腔积液者有呼吸困难，胸部常有胸腔积液体征。部分病人既往有结核病史或结核接触史，以青少年多见。

3. 胸部X线 胸部X线能显示各种类型的胸腔积液征象，可有如下特点：

（1）干性胸膜炎X线常无特殊阳性发现。

（2）少量积液渗，渗出量达300ml以上时，可见患侧肋膈角变钝。

（3）中等量积液呈外高内低凹面向上弧形密度增高阴影。

（4）大量积液时呈大片均匀致密阴影，纵隔移向健侧。

（5）叶间积液呈梭形阴影，其位置与叶间裂位置相符。包裹性积液呈靠胸壁的扁丘状阴影，基底与胸壁成钝角。肺底积液，患侧可呈现向上突出的圆弧状影。患侧卧位照片，积液与侧胸壁显示一清晰带状阴影。

4. CT检查 对少量胸腔积液及特殊部位（包括叶间、肺底、纵隔）包裹性积液均有助于诊断。尤其对发现胸内隐蔽部位病灶有较高价值。对胸膜粘连增厚及其程度，以及其他胸膜病变的检出均有重要价值。

5. 实验室检查

（1）常规检查：一般为草黄色，少数亦可呈血性，pH＜7.30，白细胞数增加，早期以中性粒细胞为主，以后渐转为以淋巴细胞为主。胸水为渗出液，以淋巴细胞占优势，有利于结核病胸水的诊断。

(2) 生化及免疫检查：胸腔积液中腺苷脱氨酶（ADA）、溶菌酶（LZM）、乳酸脱氢酶（LDH）、γ干扰素（IFN-γ）、肿瘤坏死因子（TNF-α）等生化及免疫检测指标对结核性胸膜炎的诊断与鉴别诊断有参考价值。胸液 ADA＞45U/L，胸液与血清 ADA 比值＞1，多为结核性胸水。LZM＞80μg/ml，胸液与血清 LZM 比值＞1，多提示结核性。结核性胸液中 IFN-γ 浓度明显增高（可达 91.2kU/L），癌性胸液一般低（2.0kU/L）有助于鉴别诊断。一般采用多个指标联合评定，临床意义更大。

(3) 胸液细菌学检查：胸水涂片查结核菌阳性率不高。胸水培养阳性率一般为 30%左右，采用胸膜活检组织涂片或培养结核菌可明显提高阳性率。胸液结核菌聚合酶链反应（PCR）＋探针检查阳性。PCR＋探针检测可获得比涂片镜检明显高的阳性率和略高于培养的阳性率，为结核病原学诊断提供重要参考，有些技术有待进一步解决。

6. 超声检查　超声探测胸腔积液比较灵敏，胸水诊断准确率可高达 92%以上，可测出处于肋膈角内 100ml 以下微量积液。B 型超声可观察胸膜有否增厚，检查被胸水掩盖的肿物。它还可准确定位，引导胸腔穿刺抽液及胸膜及胸膜下肿物活检。

7. 胸膜活检　胸膜活检发现干酪样坏死性肉芽肿组织，即可确诊，对结核性胸膜炎诊断与鉴别诊断具有重要意义。胸膜活检针活检阳性率可达 80%以上。

8. 胸腔镜检查　它可直接窥视病变的部位，并可在直视下行多个部位活检，阳性率可高达 93%以上，用于常规检查未能确诊者。

9. 结核菌素皮肤试验　结核性胸膜炎多呈阳性反应，强阳性提示机体处于超过敏状态，有助于诊断。

10. 排除其他原因引起的胸腔积液，经抗结核治疗后体温迅速下降，胸水吸收，提示抗结核治疗有效，有助于诊断。

11. 结核性脓胸　根据病史、症状、体征及 X 线、B 超有胸腔积液征象，胸膜增厚。胸液为脓性，可含干酪物质，白细胞数＞10×10^9/L。胸液细菌学检查无其他致病菌生长，涂片、培养出结核菌可确诊，如混合感染可找到化脓菌。脓腔壁病理学检查有干酪性坏死性肉芽肿改变可明确诊断。

【治疗方案及原则】

结核性胸膜炎患者机体多处于高度敏感状态，常有其他潜在的或可见的结核病变存在，应积极治疗，以达到迅速控制病情发展，防止并发症和降低日后肺内或肺外结核的发生。治疗原则为合理有效的化疗，积极抽液，适当应用糖皮质激素。

1. 抗结核药物治疗　结核性胸膜炎的抗结核化疗原则、方案与活动性肺结核治疗相同。应早期合理的联合化疗，包括异烟肼（INH）、利福平（RFP）、吡嗪酰胺（PZA）、乙胺丁醇（EMB）或链霉素（SM）进行有规律治疗。疗程一般为12个月。初治轻症可以9个月，少数疗效欠佳可适当延长疗程。应避免过早停药，以防远期发生肺部及肺外结核。

2. 胸腔穿刺抽液　胸腔穿刺抽液是结核性胸膜炎的重要治疗措施。它不但有助于诊断，且可解除肺及心血管压迫，使肺复张，改善呼吸，减轻毒性症状。更重要的是防止纤维蛋白沉着和胸膜增厚，免使肺功能受损。

通常本病在加强化疗的同时，积极抽出胸腔积液。少量积液一般不需抽液，或只做诊断性穿刺。中等量以上积液应及早抽液，原则上每周2～3次，直至胸液完全吸收。每次抽液量一般不宜超过1000ml，避免抽液过多、过快，以防发生复张性肺水肿及循环障碍。

3. 糖皮质激素治疗　糖皮质激素可降低机体的变态反应和炎症反应，使毒性症状迅速减轻，促进胸液吸收，防止胸膜粘连增厚。在有效的抗结核化疗基础上，并用激素可获得满意效果。

急性结核性渗出性胸膜炎毒性症状严重，胸腔积液产生较快，胸腔积液量较多或多发性浆膜炎等，在化疗、抽液的同时可早期加用糖皮质激素。通常泼尼松30～40mg/d，分3～4次口服。待体温正常，全身毒性症状消退、胸液吸收或明显减少时，即应逐渐减量至停用，一般疗程为4～6周。糖皮质激素可抑制免疫功能，在应用激素同时，必须给予强有力的抗结核药物治疗。对胸膜炎转为慢性者不宜使用糖皮质激素治疗。

4. 单纯性结核性脓胸应加强全身抗结核治疗，反复胸腔抽液、冲洗脓腔。并发细菌感染时应及时加用抗菌药物治疗。上述处理不能控制者，应行胸腔闭式引流排脓。

5. 手术治疗　包裹性胸膜炎内科治疗胸水长期不吸收或转为脓胸，可行手术治疗。结核性脓胸经内科积极治疗经久不愈者或合并支气管胸膜瘘，应考虑外科手术治疗。其外科治疗方法与慢性脓胸相同。

（林善梓）

第二节　恶性胸腔积液

【概述】

恶性胸腔积液是恶性肿瘤胸膜转移或原发性胸膜肿瘤所致的胸腔积液。引起积液的常见原因依次为肺癌、乳腺癌和淋巴瘤，其他为胃肠道和生殖系统肿瘤，5%～10%原因不明。近年来恶性胸腔积液的发生率有逐渐升高趋势。其临床特点是胸腔积液发生迅速，难于控制，治疗效果不佳。

【临床表现】

1. 年龄多在40岁以上。

2. 症状发生的频度依次为气促、消瘦、胸痛、乏力和纳差，体重降低，多无发热。

3. 胸痛多呈持续性，胸腔积液增多胸痛不见减轻反而加重。

4. 胸腔积液多呈血性或草黄色后转为血性，积液增长迅速，难于控制，抗结核治疗无效。

5. 中等及大量积液体征和原发肿瘤体征及转移体征，部分肺癌患者常有肺外表现（参见肺癌一章）。

【诊断要点】

1. 有原发病灶的临床表现以及胸腔积液的症状和体征。

2. 诊断性胸腔穿刺积液为渗出液，多呈血性，量多，抽液后增长迅速。肿瘤标志物可阳性，如癌胚抗原等。

3. 胸腔积液细胞学检查　阳性率62%～90%。

4. 闭式针刺胸膜活检　阳性率40%～75%之间，多次多部位活检可提高阳性率。

5. 淋巴结活检　锁骨上、腋窝、前斜角肌脂肪垫淋巴结活检可发现转移肿瘤细胞。

6. 支气管镜　用于中央型肺癌检查，可发现气道内肿瘤。由于胸腔积液多由肺腺癌引起，故阳性率不高。

7. 胸腔镜　可直视下清楚观察病变部位、范围、形态，胸膜活检取材满意，必要时可同时做肺活检，阳性率可达70%以上。

8. 开胸活检　对疑难病例可作为最后确诊手段。

9. 全身骨扫描　发生骨转移时局部可见浓集，有助于肿瘤病变的诊断。

10. X线检查　是发现胸腔积液的基本方法。不同体位的胸片、断层片、胸腔内充气造影摄片，可发现肺部、胸膜腔以及纵隔内病灶的大小、范围、性质和与周围邻近脏器的关系。根据病灶在X线上的形态特征，可推测和判断胸腔积液的性质。

11. CT扫描　可观察胸膜形态变化，还可显示纵隔、气管旁淋巴结、肺内肿块或结节以及胸膜间皮瘤和胸内转移性肿瘤。

胸腔积液分析和细胞学、胸膜或原发肿瘤的细胞学或组织病理学是确诊的主要依据。

【治疗方案及原则】

恶性胸腔积液可考虑姑息治疗，必须对患者的症状、一般状况、器官功能状态和期望寿命等进行评估，治疗的主要目的是缓解呼吸困难，提高生活质量。

1. 症状治疗　胸痛者应用足量止痛剂，缺氧者可吸氧。

2. 胸腔穿刺抽液或肋间插管引流　用于减轻由胸腔积液引起的呼吸困难症状，也可用细管引流或进行胸-腹腔分流术。

3. 化学性胸膜固定术　常用的硬化剂有滑石粉、四环素及其衍生物、博莱霉素、丝裂霉素、顺铂等，溶于生理盐水后胸腔内注入。有的可经胸腔镜喷洒滑石粉。

4. 全身化疗　化疗药物和方案的选择参阅肺癌治疗的有关章节。

5. 纵隔放疗　恶性胸腔积液患者发生乳糜胸表明胸导管受肿瘤或淋巴结的压迫，化疗无效时可采取此法。对淋巴瘤和转移性肿瘤的有效率50%～68%。

（谢灿茂）

第三节　其他类型胸腔积液

肺炎旁胸腔积液的诊断处理详见本书第八章。

由于心力衰竭、肝硬化、肾衰竭、营养不良（低蛋白血症）引起的漏出性胸腔积液的诊断和处理可参见相关分册的章节。

（谢灿茂）

第二十六章　胸膜间皮瘤

【概述】

胸膜间皮瘤系来源于胸膜间皮组织及胸膜下间质组织的一种少见的胸膜原发性肿瘤。间皮细胞主要由上皮样细胞和少量间叶纤维细胞组成，瘤细胞呈现多形性。根据细胞类型、病变范围和恶性程度可将胸膜间皮瘤分为局限性胸膜间皮瘤和弥漫性胸膜间皮瘤。

局限性胸膜间皮瘤很少见，多为良性或低恶性。多发生于脏层胸膜和叶间胸膜。弥漫性胸膜间皮瘤较多见，且均为恶性，约占胸膜原发肿瘤的 80%。可发生于胸腔任何部位的脏、壁层胸膜。生长迅速。常伴有浆液性、浆液血性或血性胸腔积液。晚期可侵及胸壁、肋骨、纵隔、横膈等，或向远处脏器转移。

弥漫性恶性间皮瘤的组织形态差异较大。一般可分为腺管乳头状型、肉瘤型、未分化多边细胞型和混合型。在同一肿瘤的不同区域可有不同类型存在。

胸膜间皮瘤病因尚不清楚，文献报道弥漫性恶性胸膜间皮瘤可能与接触石棉粉尘有关。长期接触石棉者，胸膜间皮瘤的发病率较一般人群可高 100～280 倍。一般自接触石棉至发病间隔时间可长达 13～63 年，平均 42 年。

胸膜间皮瘤临床表现多样，缺乏特征性，早期诊断困难，治疗效果均不理想，预后极差。

【临床表现】

1. 局限性胸膜间皮瘤　可发生于任何年龄，以 40～50 岁多见。该病 50% 临床上无症状，常在 X 线检查时发现。当肿瘤增大或伴有胸腔积液时可出现胸痛、气促、咳嗽、乏力等症状。个别病人可有关节痛，杵状指，低血糖，发热等表现。

2. 弥漫性胸膜间皮瘤　本病男性较常见，可发生于任何年龄，以 40～60 岁为多。主要表现为持续性胸痛、咳嗽、气急及胸腔积液。随着病变的进展症状逐渐加重。胸痛常需应用止痛剂。与一般胸膜炎不同，胸痛并不因胸液增多而减轻。胸水增长迅速，多为血性。虽可伴有明显胸膜增厚，但并不出现肋间或胸壁凹陷，反有局部胸壁膨隆。

可有发热、消瘦、乏力等症状。间歇性低血糖、肥大性肺源性骨关节疼痛发生率远较良性胸膜间皮瘤低。晚期随着胸膜肿瘤增大、胸水迅速增长、病情急剧恶化，出现明显呼吸困难、恶病质，致使呼吸衰竭而死亡。

辅助检查：

1. X线表现　局限性胸膜间皮瘤X线检查可见肿瘤呈圆形或半球形阴影，密度均匀，边缘清楚，有时可见轻度分叶。部分病人可有胸腔积液表现。局限性胸膜间皮瘤的X线表现缺乏特征。易误诊为包裹性积液、肺结核瘤、肺癌、胸壁肿瘤或纵隔肿瘤等，应加以鉴别。

弥漫性胸膜间皮瘤X线检查主要表现为胸腔积液或不规则的胸膜增厚。抽液后注入空气可显示胸膜结节影，或增厚胸膜呈“波浪状”或“驼峰状”。发生在叶间胸膜的间皮瘤，常在肺内形成肿块，与肺内肿瘤较难区分，常导致误诊。偶呈浸润性生长，可侵及胸壁肌肉及破坏肋骨。

2. 胸部CT扫描　可显示胸膜呈不规则增厚，有时呈结节状。有胸腔积液时可见胸水征象。当肿瘤累及肋骨及周围软组织时，CT可见肋骨破坏和软组织块影。CT检查比X线检查更加准确，并且可确定胸膜间皮瘤的病变范围，是目前确定手术可行性的可靠诊断方法，连续胸部CT检查有助于估计恶性胸膜间皮瘤的进展情况。

3. PET-CT检查　该方法有助于鉴别胸膜病灶的性质、指导选择最佳的穿刺与胸腔镜活检部位，判断胸内病变范围和肿瘤可切除性，在探测胸内淋巴结转移，准确预测或确定是否存在代谢活性的胸外侵犯、全身转移以及复发等方面优于CT。有条件可做该项检查。

4. 胸腔积液检查　胸水多呈血性，为渗出液。胸腔积液细胞中可见正常间皮细胞，分化的和未分化的恶性间皮细胞，数量不定的淋巴细胞和多形核白细胞。胸腔积液细胞学检查对确定恶性间皮瘤诊断价值是有限的，故胸腔积液细胞学检查仅供诊断参考，必须经活检才能证实；胸腔积液透明质酸含量测定有助于胸膜间皮瘤与肺腺癌的鉴别。

5. B超检查　B超检查显示为胸膜壁层或脏层大小不等分叶状肿块，瘤体回声不均，并有液性暗区。暗区内可见多个回声较强的肿物，边界不清，形态不整。对诊断有一定意义。

6. 胸膜针刺活检　取决于是否取到病变组织，必要时可多次多部位取材，阳性率大约50%左右。

7. 胸腔镜检查阳性率可达90%左右，但需要一定的设备与技术条件。

8. 开胸探查是确诊的最可靠方法。可见胸膜表面呈广泛膜状，散在粟粒状或板块状团块。因即使各部分肿瘤看起来外观可能一致，但在显微镜下同一处肿瘤可能有不同的组织特征，故作开胸探查术时，应从胸膜的不同部位采取多个活检标本，以全面了解胸膜的组织学特点。

【诊断要点】

局限性胸膜间皮瘤术前不易诊断。只能术后经病理检查证实。

有以下表现者应考虑为弥漫性恶性间皮瘤：

1. 凡中老年患者，特别是既往有石棉接触史者，持续性胸痛、进行性呼吸困难，尤其有渗出性胸腔积液或血性胸液的患者应高度怀疑恶性胸膜间皮瘤的可能。

2. 胸部X线及CT检查可见不规则的胸膜增厚，呈结节波浪状、或驼峰状，对诊断有重要意义。

3. 血性胸水、大量增生间皮细胞团对诊断有一定参考价值。

4. 经皮穿刺胸膜活检应是诊断的可靠方法，但其准确性取决于是否穿刺到病变部位。

5. 确定恶性间皮瘤诊断的唯一办法是开胸探查，但创伤性较大。

6. 需与其他原因引起的胸腔积液及胸膜转移瘤相鉴别，如结核性胸膜炎、肺癌胸膜转移、肺良性肿瘤、纵隔肿瘤等。为了排除支气管肿瘤，建议做纤维支气管镜检查和痰细胞学检查。

【治疗方案及原则】

局限性胸膜间皮瘤化学疗法无明显疗效。手术为首选的治疗方法。术后复发不常见。预后较好。局限性胸膜间皮瘤虽属良性，但个别病例临床可呈恶性经过，术后有复发或远处转移，预后较差。

弥漫性胸膜间皮瘤可选择培美曲塞二钠（alimta，pemetrexed disodium）化疗，具体剂量为500mg/m^2静脉滴注，与顺铂（75mg/m^2）联合应用，21天后重复。此类胸膜间皮瘤放疗及手术治疗效果均不满意。病变局限可考虑手术治疗，但术后复发率高。大量胸腔积液者可于抽出胸水后注入抗癌药物可有暂时抑制胸水增长作用。

（石玉枝）

第二十七章　自发性气胸

【概述】

任何原因使胸膜破损，空气进入密闭的胸膜腔内称为气胸。最常见的气胸是因肺部疾病使肺组织和脏层胸膜破裂，或者靠近肺表面的肺大疱、细小气肿疱自行破裂，使肺和支气管内空气逸入胸膜腔，称为自发性气胸；用人工方法将滤过的空气注入胸膜腔，以便在X线下识别胸内疾病或压缩肺内空洞性病变有利于其闭合，称为人工气胸；由胸外伤、穿刺治疗等所引起的气胸，称为外伤性气胸。

【临床类型】

根据脏层、壁层胸膜破口的情况及其发生后对胸腔内压力的影响，将气胸分为以下三种类型：

1. 闭合性（单纯性）气胸　在呼气时肺回缩、或因有浆液渗出物使脏层胸膜破口自行封闭，不再有空气漏入胸膜腔。

2. 张力性（高压性）气胸　胸膜破口形成活瓣性阻塞，吸气时开启，空气漏入胸膜腔；呼气时关闭，胸膜腔内气体不能再经破口返回呼吸道而排出体外。

3. 交通性（开放性）气胸

（1）脏层胸膜破损所致开放性气胸：因两层胸膜间有粘连和牵拉，使脏层胸膜破口持续开启，吸气和呼气时，肺内气体自由进出胸膜腔。

（2）壁层胸膜破损所致开放性气胸：锐器伤造成胸壁缺损创口，胸膜腔与外界大气直接相交通，空气可随呼吸自由进出胸膜腔。

【临床表现】

1. 原发病　肺部基础病变如肺结核、慢性阻塞性肺疾病、肺癌、肺脓肿、弥漫性肺间质纤维化、胸膜粘连及肺大疱等均可发生自发性气胸。

2. 诱因　发生气胸前常有抬举重物等用力动作或咳嗽、喷嚏、屏气、用力大便、高喊、大笑、剧烈运动等诱发因素，在睡眠中发生气胸者偶见。其他因素有航空、潜水作业而无适当防护措施时，从高压环境突然进入低压环境；持续正压人工呼吸以及胸部外伤等。

3. 症状　突然一侧胸痛、气急、憋气，可有刺激性咳嗽、少痰。小量闭合性气胸可有气急，但数小时后逐渐平稳，若胸腔积气量较大或原有广泛肺部疾患，病人常不能平卧；张力性气胸病人表情紧张、胸闷、甚至有心律失常，常挣扎坐起，烦躁不安，有发绀、冷汗、脉快、虚脱、甚至因严重乏氧立即昏迷；开放性气胸病人常在伤后迅速出现严重呼吸困难、惶恐不安、脉搏细弱频数、发绀和休克，可见通入胸腔的创口，并可听到空气随呼吸进出的“嘶—嘶”声音，如创口大于气管直径，不及时封住，常迅速导致死亡。

4. 体征　气管多向健侧移位，患侧胸部隆起，呼吸运动减弱，叩诊呈过度回响或鼓音，听诊呼吸音减弱或消失。液气胸时可闻及胸内振水声。血气胸如果失血过多，血压下降，甚至休克。

胸部X线表现：

气胸线以外肺纹理消失。纵隔旁出现透光带提示有纵隔气肿。肺结核或肺部炎症使胸膜多处粘连，发生气胸时多呈局限性包囊。如果并发胸腔积液则见液平面。胸部X线检查是诊断气胸的金标准，应与巨大肺大疱相区别。

【诊断要点】

通常根据气胸的临床表现即可作出初步诊断，胸部X线检查显示气胸征象是确诊依据。在无条件或病情危重不允许作X线检查，又高度疑似气胸的存在时，可在患侧胸腔积气体征最明确处试穿，抽气测压，若为正压且抽出气体，说明有气胸存在，即应抽出气体以缓解症状，并观察抽气后胸腔内压力的变化以判断气胸类型。对胸腔少量积气的局限性气胸与肺大疱难以鉴别时可考虑作胸部CT协助诊断。

【鉴别诊断】

自发性气胸有时酷似其他心、肺疾患，应予鉴别：

1. 支气管哮喘和阻塞性肺气肿　如有明确诱因和呼吸困难突然加重伴胸痛，应考虑并发气胸，X线检查可明确诊断。

2. 急性心肌梗死　常有急发胸痛、胸闷、甚至呼吸困难、休克等临床表现，常有高血压、动脉粥样硬化、冠心病史。体征、心电图和心肌酶学测定有助于诊断。

3. 肺栓塞　突然胸痛、呼吸困难和发绀等酷似自发性气胸，病人往往有咯血和低热，并常有下肢或盆腔静脉血栓、骨折、心房纤颤等病史，体检和X线检查、心电图、超声心动、D-Dimer测定、胸部增强CT等有助于鉴别。

4. 肺大疱　肺周边部位的肺大疱或巨大肺大疱有时在X线下易被误为气胸，胸部CT检查有助于鉴别。

5. 其他　如食管裂孔疝、膈疝、胸膜炎和肺癌等，有时因急发的胸痛，上腹痛和气急等，注意与自发性气胸鉴别，应作胸部X线检查。

【治疗原则】

根据气胸的不同类型进行适量排气，以解除胸腔积气对呼吸、循环所造成的影响，使肺尽早复张，恢复功能，同时治疗原发病和并发症。

1. 一般治疗　适当吸氧：根据病人原发病和血氧饱和度情况适当吸氧，血氧饱和度正常的患者亦可不吸氧。

2. 排气疗法　根据症状、体征、胸部X线表现以及胸内测压结果，判断气胸类型，决定治疗方案。

（1）闭合性气胸：闭合性气胸积气量少于该侧胸腔容积的20%时，气体可在2～3周内自行吸收，不一定需抽气，但应动态观察积气量变化。气量较多时，一般可每日或隔日抽气一次，每次抽气不超过1L，直至肺大部分复张，余下积气可自行吸收。

（2）张力性气胸：

1）应急排气：可酌情采用气胸箱测压、排气，紧急时将消毒针头从患侧肋间隙插入胸膜腔排气，缓解症状；或采用大注射器连接三通开关抽气；或者经胸壁插针，尾端用胶管连接水封瓶引流，使高压气体得以单向排出；亦可用一粗注射针，在其尾部扎上橡皮指套，指套末端剪一小裂缝，插入胸腔作临时简易排气，高压气体从小裂缝排出，待胸腔内压减至负压时，套囊即行塌陷，小裂缝关闭，空气不能进入胸膜腔。

2）胸腔闭式引流：插管部位多取锁骨中线外侧第2肋间，或腋前线第4～5肋间；局限性气胸，或伴有胸腔积液，应在X线透视下定位插管排气引流。在局麻下沿肋骨上缘平行作1.5～2cm皮肤切口，用套管针穿刺进入胸膜腔，拔去针芯，通过套管将灭菌胶管插入胸膜腔。一般选用大号导尿管或硅胶管，在其前端剪成鸭嘴状开口及1～2个侧孔，导管固定后，另端置于水封瓶内水面下1～2cm，使胸膜腔内压力保持在1～2cmH_2O以下。1～2天后，病人气急症状消失，无气泡继续冒出，经胸部透视或X线摄片见肺已全部复张时，可拔除导管。有时水面虽无气泡冒出，但病人气急未能缓解，可能导管不够通畅，或部分滑出胸膜腔，如果导管阻塞，则应及时更换。

3）负压吸引闭式引流装置：若胸腔闭式引流仍不能使胸膜破口愈合，X线透视见肺脏不能复张，通常选胸壁另处插管或在原先通畅的引流管端加用负压吸引闭式引流装置。调压瓶控制负压在－0.8kPa至－1.2kPa（－8cmH_2O至－12cmH_2O），使用闭式负压吸引宜连续开动吸引机，若无气泡冒出，肺已完全复张，可夹住引流管，停止负压吸引，观察2～3天，如果透视证实气胸未再复发，便可拔出引流管，立即用凡士林纱布覆盖手术切口，以免外界空气进入。如负压吸引12小时以上肺仍不复张时，应寻找原因。

4）胸腔导管植入持续排气法：在有条件的情况下准备 F5～F6 直径、20～30cm 长的导管，选择适当的穿刺部位，消毒、铺无菌巾、麻醉皮肤及胸膜，将穿刺针刺入胸腔，沿穿刺针孔将导丝送入胸腔，拔除穿刺针，扩张器沿着导丝扩张胸壁（为避免空气沿导管进入胸腔不宜过度扩张）后除去扩张器，沿导丝将导管送入胸腔，抽出导丝，可根据情况连接水封瓶或间断排气。

此法优点为：①创伤小感染频率低；②排气方便灵活；③患者活动自由；④无或轻度胸膜肥厚粘连，有利于以后开胸手术治疗；⑤可经三通排出胸水或血液。

注：水封瓶应置于胸部水平面以下，避免瓶内的水反流入胸膜腔内引发感染。

（3）交通（开放）性气胸

1）脏层胸膜破损所致交通性气胸：积气量小且无明显呼吸困难者，卧床休息限制活动、或胸腔闭式引流。若呼吸困难明显，或慢阻肺病人肺功能不全者，可酌情试用负压吸引。

2）壁层胸膜破损所致交通性气胸：根据病人当时所处现场条件，立刻急救，尽快封闭胸壁创口，变开放性气胸为闭合性气胸。可用大型急救包、多层清洁布块或厚纱布垫、大块凡士林纱布或无菌塑料布，在伤员深呼气末敷盖创口并包扎固定，范围应超过创缘 5cm 以上，包扎固定牢靠；在伤员转送途中要密切注意敷料有无松动及滑脱，不能随意更换，并时刻警惕发生张力性气胸。病人到达医院后首先给予吸氧、补液或输血等治疗，纠正呼吸和循环功能紊乱，待全身情况改善后，尽早在全麻下进行清创术并进行胸腔闭式引流。清创应彻底，并尽量保留健康组织，胸膜腔闭合要严密。

3. 治疗原发病　慢阻肺患者伴气胸要适当镇咳、祛痰、抗感染治疗；肺结核患者应抗结核治疗；肺大疱破裂气胸者应尽早行肺大疱切除术等。

4. 防治胸腔感染　选用适当抗菌药。

5. 对症治疗　一般可镇痛、镇咳、祛痰、休息及营养支持疗法。

【并发症处理及其他治疗】

1. 复发性气胸

（1）手术治疗：约 1/3 气胸 2～3 年内可复发。对于多次复发性气胸，能耐受手术者尽量通过胸腔镜或腋下小切口或常规小切口开胸行胸膜修补术、肺大疱切除术等。

（2）胸膜粘连术：对不能耐受剖胸手术者，可考虑胸膜粘连疗法。

粘连剂：可供选用的粘连剂有四环素粉针剂、灭菌精制滑石粉、50%葡萄糖、维生素 C、气管炎菌苗、高聚金葡素等。

术前准备：胸腔注入粘连剂前，应负压吸引闭式引流，务必使肺完全复张，为避免药物引起胸痛，先注入利多卡因，让患者转动体位，使胸膜充分麻醉，15～20 分钟后注入粘连剂。用气管炎菌苗、高聚金葡素作粘连剂应先静脉注射地塞米松防止寒战发热。

方法：如四环素粉剂 0.5～1g 用生理盐水 100ml 溶解，从引流管注入胸腔后，嘱患者反复转动体位，让药物均匀粘到所有胸膜以求达到最佳疗效。注高聚金葡素 48 小时左右可有较多液体渗出，影响呼吸时可适当排液。

2. 脓气胸　肺脓肿及干酪性肺炎可并发脓气胸，常形成支气管胸膜瘘。首先根据病情应用对厌氧菌有效的广谱抗菌药或加用甲硝唑，必要时行胸腔闭式引流排气排脓，同时为外科手术作准备。

3. 血胸　自发性气胸伴有胸膜腔内出血是由于胸膜粘连带内的血管裂断，肺完全复张后出血多能自行停止，若继续出血不止，除抽气排液和适当输血外，应考虑胸腔镜止血治疗。

4. 纵隔气肿和皮下气肿　皮下气肿和纵隔气肿量较大，若气体不能自行吸收而影响呼吸和循环，危及生命者可作胸骨上窝穿刺或切开排气。

（马忠森）

第二十八章　阻塞性睡眠呼吸暂停低通气综合征

【概述】

阻塞性睡眠呼吸暂停低通气综合征（obstructive sleep apnea-hypopnea syndrome，OSAHS）是多种原因引起患者睡眠中上气道完全或不完全阻塞，以睡眠中反复发生伴有鼾声的浅呼吸或暂停和日间嗜睡为特征的一种常见综合征。其对机体的危害主要是睡眠间歇低氧、二氧化碳潴留及正常睡眠结构的破坏引发的心脑血管等多系统、多脏器并发症，是多种全身疾患的独立危险因素，严重者可发生睡眠猝死。

【临床表现】

睡眠中打鼾且鼾声不规律，睡眠中反复出现呼吸暂停及觉醒；自觉憋气、可憋醒，夜尿增多，晨起头痛，日间嗜睡明显，记忆力下降；可合并或加重高血压、冠心病、肺心病、脑卒中等心脑血管疾病及糖尿病等；严重者可出现心理、智能和行为异常，并可引起道路交通事故等社会问题。

主要危险因素：

1. 肥胖　体重超过标准体重 20%或以上，体重指数（body mass index，BMI）≥25。

2. 年龄　成年后随年龄增长患病率增加；女性绝经期后患病者增多，70 岁以后患病率趋于稳定。

3. 性别　生育期男性患病者明显多于女性。

4. 上气道解剖异常　鼻腔阻塞（鼻中隔偏曲、鼻甲肥大、鼻息肉、鼻部肿瘤等），Ⅱ度以上扁桃体肥大，软腭松弛下垂、腭垂过长过厚，咽腔狭窄、咽腔黏膜肥厚，舌体肥大、舌根后坠，下颌后缩、颞颌关节功能障碍及小颌畸形等。

5. 打鼾和肥胖家族史。

6. 长期大量饮酒和（或）服用镇静催眠药物。

7. 长期重度吸烟。

8. 其他相关疾病　包括甲状腺功能低下、肢端肥大症、垂体功能减退、声带麻痹、小儿麻痹后遗症或其他神经肌肉疾患（如帕金森病）、长期胃食管反流等。

【OSAHS的实验室监测】

1. 便携式诊断仪监测 便携式监测的指标大多数是多导睡眠图（polysomnography，PSG）监测中的部分指标进行组合，如单纯血氧饱和度监测、口鼻气流＋血氧饱和度、口鼻气流＋鼾声＋血氧饱和度＋胸腹运动等。适用于基层患者或睡眠实验室不能满足临床需要的医院，用来除外OSAHS或初步筛查OSAHS患者，也可应用于治疗前后对比及病人随访。

2. 多导睡眠图监测

（1）整夜PSG监测是诊断OSAHS的“金标准”。包括二导脑电图（EEG）多采用C_3A_2和C_4A_1、二导眼电图（EOG）、下颌颏肌电图（EMG）、心电图（ECG）、口、鼻呼吸气流、胸腹呼吸运动、血氧饱和度、体位、鼾声、胫前肌EMG等，正规监测一般需要整夜不少于7小时的睡眠。其适用指征为：①临床上怀疑为OSAHS者；②临床症状与体征支持患有OSAHS，如夜间哮喘、肺或神经肌肉疾患影响睡眠；③难以解释的白天低氧血症或红细胞增多症；④原因不明的夜间心律失常、夜间心绞痛、清晨高血压；⑤监测患者夜间睡眠时低氧程度，为氧疗提供客观依据；⑥评价各种治疗手段对OSAHS的治疗效果；⑦诊断其他睡眠障碍性疾患。

（2）夜间分段PSG监测：同一晚上的前2～4小时进行PSG监测，之后进行2～4小时的持续气道正压通气（continuous positive airway pressure，CPAP）治疗压力调定。其优点在于可减少检查和治疗时间和费用，只推荐在以下情况采用：①AHI＞20次/小时，反复出现持续时间较长的睡眠呼吸暂停或低通气，伴有严重低氧血症；②因睡眠后期快动眼期（rapid eye movement，REM）睡眠增多，CPAP压力调定时间应＞3小时；③当患者处于平卧位时，CPAP压力可以完全消除REM及非REM睡眠期的所有呼吸暂停、低通气及鼾声。如果不能满足以上条件，应进行整夜PSG监测并另选整夜时间进行CPAP压力调定。

3. 嗜睡程度的评价

（1）嗜睡的主观评价：主要有Epworth嗜睡量表（epworth sleepiness scale，ESS）和斯坦福嗜睡量表（stanford sleepiness scale，SSS），现多采用ESS嗜睡量表。

（2）嗜睡的客观评价：应用PSG对可疑患者日间嗜睡进行客观评估。

1）多次睡眠潜伏期试验（multiple sleep latency test，MSLT）：通过让患者白天进行一系列小睡实验客观判断其白天嗜睡程度。每两小时测试一次，每次小睡持续 30 分钟，计算患者入睡的平均潜伏时间及异常 REM 睡眠出现的次数，睡眠潜伏时间<5 分钟者为嗜睡，5～10 分钟为可疑嗜睡，>10 分钟者为正常。

2）维持醒觉试验（maintenance of wakefulness test，MWT）：进行 MWT 检查可以定量分析患者保持清醒状态的时间，其操作方法和结果分析与 MSLT 大致相同。

【诊断要点】

1. 诊断标准　主要根据病史、体征和 PSG 监测结果。临床上有典型的夜间睡眠时打鼾及呼吸暂停、白天过度嗜睡，经 PSG 监测提示每夜 7 小时睡眠中呼吸暂停及低通气反复发作在 30 次以上，或 AHI 大于或等于 5 次/小时。

2. OSAHS 病情分度　根据 AHI 和夜间血氧饱和度将 OSAHS 分为轻、中、重度，见表 28-1。

表 28-1　OSAHS 的病情分度

主要指标	轻度	中度	重度
AHI（次/小时）	5～15	16～30	>30
夜间最低 SaO_2（%）	85～89	80～84	<80
SaO_2<90%占睡眠总时间的百分比（%）	5～10	10～25	>25

上述 3 项指标中以 AHI 为主要指标，其他两项指标作为参考。

3. 对全身各系统脏器产生的危害及并发症

心血管系统：引起或加重高血压（晨起高血压），冠心病、夜间心绞痛、心肌梗死，夜间发生严重心律失常，如室性期前收缩、心动过速、房室传导阻滞，夜间反复发作左心衰竭，肺动脉高压、肺心病；

神经精神系统：脑血栓、脑出血，癫痫发作，痴呆症，焦虑、抑郁，神经衰弱，语言混乱、行为怪异、性格变化、幻视、幻听；

呼吸系统：呼吸衰竭，夜间哮喘；重叠综合征（OSAHS+COPD）。

内分泌系统：糖尿病，加重肥胖，小儿发育延迟，性功能障碍；

血液系统：继发性红细胞增多，血液黏滞度增高；

其他：遗尿，胃食管反流，因嗜睡引发交通事故。

简易诊断方法和标准：用于基层缺乏专门诊断仪器的单位，主要根据病史、体检、血氧饱和度监测等，其诊断标准如下：

1. 至少具有 2 项上述主要危险因素，特别是肥胖、颈粗短、或有小颌、下颌后缩，咽腔狭窄或有扁桃体Ⅱ度肥大、腭垂肥大，或甲状腺功能低下、肢端肥大症，或神经系统明显异常。

2. 中重度打鼾、夜间呼吸不规律，或有屏气、憋醒（观察时间应不少于15分钟）。

3. 夜间睡眠节律紊乱，特别是频繁觉醒和白天嗜睡（ESS 评分>9分）。

4. 血氧饱和度监测趋势图可见典型变化、氧减饱和指数大于10次/小时。

5. 符合以上5条者即可做出初步诊断，有条件的单位可进一步进行 PSG 监测。

鉴别诊断：应与其他引起白天嗜睡的疾病相鉴别。阻塞性和中枢性睡眠呼吸暂停综合征的鉴别包括病因鉴别和实验室监测的鉴别。胸腹运动或食管压力监测可明确诊断，OSAHS 者呈胸腹矛盾呼吸、伴有食管负压增加；中枢性呼吸暂停者胸腹运动消失，食管压力不变或变化幅度减弱。同时还需要与上气道阻力综合征、发作性睡眠病和原发性睡眠增多症等进行鉴别。多次睡眠潜伏期监测可协助鉴别诊断。

【治疗原则和方案】

一般说来戒烟、减肥、睡前禁饮酒与禁服镇静安眠药、改卧位为侧位睡眠等措施，对 OSAHS 均可收到一定的疗效。

1. 非手术治疗

（1）持续正压气道通气装置（continuous positive airway pressure，CPAP）的治疗：CPAP 是一个可以产生压力的小气泵，它与鼻腔相连接使上气道保持一定压力（通常为 5～18cmH_2O）可有效地防止睡眠过程中上气道的塌陷与闭合。以此来维持上气道通畅，达到治疗目的。CPAP 治疗不但可以防止睡眠中的气道塌陷，长期使用还可以使中枢神经系统对呼吸的调节功能得到改善。CPAP 是目前内科治疗 OSAHS 的主要手段和第一选择。

（2）药物治疗：药物对 OSAHS 的治疗效果尚不肯定。血管收缩剂，如麻黄碱可以减轻上气道组织黏膜的充血水肿，继之降低上气道的阻力改善症状。神经呼吸兴奋剂，如甲羟孕酮可增加通气，减少呼吸暂停的次数。普罗替林等对减少 REM 睡眠有效，随之减少 REM 间期重度低氧发生。

（3）口腔矫治器：是一种防止睡眠中上气道闭合的口腔装置。通过牵拉下颌前伸，使舌根及上气道壁前移来完成这一功能。临床观察结果显示，对轻中度 OSAHS 患者有较好的疗效。该治疗可以减少 AHI 次数，提高睡眠血氧饱和度并改善睡眠质量。对不能适应 CPAP 治疗的轻中度患者亦可作为适应证。

2. 手术治疗　手术是治疗 OSAHS 的重要手段，其中以腭咽成形术（UPPP）最为普遍。确定手术前必须严格选择适应证和尊重患者意愿。

（1）腭咽成形术：是 OSAHS 手术治疗最常选的术式。手术需切除扁桃体、部分扁桃体前后弓及部分软腭后缘（包括腭垂）。使口鼻咽入口径线增加，防止睡眠时上气道的阻塞。手术的有效率国外报道在50%左右，国内报道高于50%。严格的选择适应证对预后是非常重要的。

（2）气管切开和气管造口术：对严重的OSAHS患者，睡眠中氧饱和度低于50%、伴严重心律失常、肺部感染并发心力衰竭，气管切开可作为救命措施。部分患者经造口术后，长期保留造口亦取得良好的治疗效果。

（3）下颌骨前移“舌骨悬吊术”适于UPPP手术失败、舌根与后咽壁间气道狭小者。手术的目的是将舌骨悬吊于前上位置，解除舌根对上气道的阻塞。由于手术难度大、适应证严格，目前尚未广泛开展。

（4）激光和射频消融术已经作为手术治疗的一部分被临床采用，其临床疗效、特别是远期临床疗效尚待进一步观察。

（陈宝元）

第二十九章　肺　不　张

【概述】

任何原因引起的肺组织不含气或含气量减少，以至肺组织萎陷，体积缩小，称作肺不张（atelectasis）。若肺组织尚未完全萎陷，则称为肺膨胀不全。肺不张不是一个独立的疾病名称，是由多种疾病所引起的一种病理形态学改变。

总体上讲，肺不张分为先天性和后天获得性两类。先天性肺不张是指胎儿出生时肺泡内无气体充盈，多见于早产儿，由于呼吸中枢、肺组织发育不成熟，缺乏肺表面活性物质等原因所致。后天获得性肺不张是指在生命的不同时期由于各种不同原因引起的肺萎陷，肺泡内无气体填充而形成肺不张。这里主要论述后天获得性肺不张。

按照病因和发病机制的不同可将肺不张分为以下几种：

1. 阻塞性肺不张　气管或支气管阻塞是肺不张的最主要原因。气腔完全阻塞后18～24小时，肺泡腔内气体被血液吸收，因而肺泡萎陷，肺体积缩小，肺泡腔内可产生渗液，肺组织实变。由于支气管完全阻塞，支气管内黏液潴留可产生支气管扩张，还可并发肺炎。引起气道阻塞的原因有：①支气管管腔内阻塞，如支气管肺癌或良性肿瘤、黏液栓、支气管异物、肉芽肿、凝血块、结石等，其中以支气管肺癌最常见；②支气管管腔外压性阻塞，如肺门部肿瘤、肿大的淋巴结（结核、肿瘤、结节病等）压迫邻近支气管造成阻塞。

2. 压缩性肺不张　主要指正常胸腔内负压因胸腔内大量积液、积气而消失，则肺被压缩而致肺不张。其次，胸内肿物、膈肌抬高（大量腹水、腹腔内巨大肿物）、胸廓下陷（先天性、外伤性或手术后）也可压迫肺组织形成肺不张。

3. 纤维收缩性肺不张　肺组织非特异性炎症引起支气管或肺结构破坏，肺组织纤维化、弹性降低，体积缩小，形成肺不张。

4. 呼吸功能障碍引起的肺不张　外伤引起的肋骨骨折，神经、呼吸肌麻痹所致的通气功能低下也为肺不张的原因。

5. 肺表面活性物质减少或失活引起的肺不张　急性呼吸窘迫综合征、新生儿肺透明膜病时肺表面活性物质减少，导致肺泡表面张力增高，肺泡萎陷。

【临床表现】

肺不张的临床表现差异较大，与其病因、肺不张的范围、起病缓急以及有无并发症等关系密切。

1. 症状　缓慢发生或小块肺不张时，一般无明显症状，正常肺组织能有效的代偿性膨胀，常见于右肺中叶不张。急性大面积肺不张则可出现呼吸困难、气紧、咳嗽、胸痛、心慌等，合并感染时可出现发热、畏寒、咳脓痰等。还可合并其原发病的表现，如支气管肺癌引起的肺不张常有刺激性咳嗽、咯血丝痰等症状，这些有助于肺不张的病因诊断。

2. 体征　急性大面积阻塞性肺不张可出现缺氧的体征，如口唇、甲床发绀。肺部体征可见患侧呼吸动度减小、胸廓塌陷；肋间隙变窄、触觉语颤减弱、气管向患侧移位；叩诊呈浊音；听诊呼吸音减弱或消失。压缩性肺不张则主要为其基础疾病的体征，如胸腔积液、积气、胸内占位的体征。小面积肺不张可无明显体征。上叶肺不张因邻近气管，有时可听到支气管肺泡呼吸音。此外，还可见原发病的体征，如支气管哮喘、炎症痰栓引起的肺不张可闻及干湿啰音。

【诊断要点】

1. 症状体征　见临床表现。

2. X线表现　胸部X线检查是发现肺不张的主要手段，分为直接X线征象和间接X线征象。

(1) 直接X线征象

1) 密度增高：是必有的改变，不张的肺组织透亮度降低，呈均匀致密的密度增高影。若在肺不张的恢复期或合并有支气管扩张时，则密度不均匀，可见囊状透亮区。

2) 体积缩小：肺不张时X线胸片可见不张的肺叶体积缩小，亚段以下的肺不张由于侧支通气，肺体积缩小不明显。

3) 形态、轮廓或位置的改变：叶段性肺不张一般呈钝三角形，宽而钝的面朝向胸膜面，尖端指向肺门，有扇形、三角形、带状等。

(2) 间接X线征象：肺不张的间接X线征象与直接X线征象相伴出现，当某些肺不张直接X线征象隐蔽时，如左下肺叶不张，直接征象被心影所遮蔽，间接征象就很重要。主要表现有：

1) 叶间裂向不张肺侧移位。

2) 肺纹理分布异常：不张肺体积缩小，附近肺叶代偿性膨胀，血管纹理稀疏，向不张的肺叶弓形移位。

3) 肺门影缩小，向不张的肺叶移位，或与肺不张的致密影像融合。

4）纵隔、心脏、气管向患侧移位，尤其是全肺不张时明显。有时健侧肺疝向患侧，而出现纵隔疝。

5）患侧膈肌升高，胸廓缩小，肋间隙变窄。

肺不张本身诊断并不困难，依据胸部X线表现，一般均可做出正确诊断，关键在于查找肺不张的病因。肺不张的病因诊断比发现肺不张更为重要，它对进一步的治疗有决定性作用，需要结合临床病史、X线检查、实验室检查等综合判断。

3. 原发病的相应症状体征有助于病因诊断　如肺不张伴有低热、盗汗、乏力等中毒症状时，有助于结核的诊断；支气管肺癌所致肺不张，可有刺激性咳嗽、咯血丝痰、声嘶、喘鸣等；术后卧床咳嗽无力或支气管哮喘的患者，肺部痰鸣明显，发生肺不张时应高度怀疑痰栓所致。儿童突然出现呼吸困难、发绀则要警惕支气管异物。

4. X线检查对肺不张的病因诊断也可提供参考

（1）癌性肺不张：当癌组织向支气管管腔外生长或局部淋巴结肿大时，X线胸片可见肿块和叶间裂移位同时出现，在右肺上叶的病变则可出现不同程度的横“S”征，或肺不张边缘呈波浪形。胸部CT若见肺门区肿块影，纵隔淋巴结肿大，则诊断意义更大。

（2）结核性肺不张：支气管梗阻多发生在2～4级支气管，支气管扭曲变形，或伴支气管播散病灶；其他肺野有时可见结核灶，或有明显的胸膜肥厚粘连。

（3）肺炎性实变与肺不张的鉴别：肺炎性实变为肺组织实变而非肺不张，其胸部X线表现有以下特点：①体积不缩小，无叶间裂、纵隔、肺门移位的表现；②邻近肺组织无代偿性肺气肿征象；③实变影中可见支气管气相。

5. 纤维支气管镜检查对明确肺不张的病因有极为重要的应用价值，镜下可直观病变的形态，明确阻塞部位，同时可进行活检明确病变性质。

6. 实验室检查也有助于肺不张的病因诊断　血常规检查有其参考价值，支气管哮喘或过敏性肺炎患者痰栓可引起肺不张，常表现为外周血嗜酸性粒细胞增多。炎性肺不张或肺不张远端继发感染常伴有白细胞总数和中性粒细胞百分比的增高。血清中的一些生物活性物质的增高，有助于肺癌的诊断，如神经特异性烯醇化酶对小细胞肺癌、癌胚抗原对肺腺癌、鳞癌相关抗原对鳞癌、5-羟色胺对类癌的诊断均有一定意义。痰的微生物检查有助于鉴别细菌、真菌或结核菌引起的肺不张。痰和支气管肺泡灌洗液细胞学检查有助于支气管肺癌的诊断。纵隔镜检查可发现纵隔肿块、肿大的淋巴结压迫支气管引起的肺不张。皮肤试验如结核菌素试验、真菌抗原的即刻反应皮肤试验也有助于肺不张的病因诊断。

【治疗方案及原则】

肺不张的治疗应根据病因采取不同的治疗措施，尽早去除致肺不张的因素，促使肺复张。

1. 阻塞性肺不张　去除梗阻因素为治疗的根本措施。

（1）肿瘤引起的肺不张：依据其不同的细胞类型进行手术切除、化疗或放疗。对于发生在大气道内的肿瘤病变，应尽早放置气管内支架，预防肺不张和呼吸衰竭的发生。近年来对肿瘤的局部治疗有许多新方法，如微波、激光、高频电刀、局部注药和局部放疗等，它们对缩小肿块、促进肺复张有一定的作用。

（2）结核引起的肺不张：应全身正规应用抗结核药，可配合局部喷吸抗结核药。

（3）痰栓引起的肺不张：首先应湿化气道，稀释痰液，配合体位引流、拍背、深呼吸等手段，促进分泌物排出，使肺叶复张，如仍无效可行纤维支气管镜吸痰。

（4）异物致肺不张：应尽早经气管镜取出异物。若异物在肺内停留过久，或继发炎症，则很难取出，需行手术治疗。

（5）咯血血凝块所致的肺不张：积极进行止血治疗。若无活动性出血，则可轻柔操作下取出血凝块，如无此条件，可雾化吸入尿激酶，部分患者有效。

2. 压缩性肺不张　当病因消除（如胸腔抽液、抽气或放置引流）后肺脏常可恢复正常。

3. 肺不张的并发症及治疗　阻塞性肺不张常有感染等并发症发生，可导致肺脓肿形成、局限性支气管扩张和纤维化，因此需早期应用抗菌药物治疗。

（杜永成）

第三十章 咯　血

【概述】

咯血系指喉以下呼吸道或肺组织出血，经口腔咳出。

因其病因繁多，临床分类也不一样，通常可以按以下方法分类：

（一）按解剖部位分类

1. 气管支气管疾病：支气管炎、支气管扩张、气管支气管结核、支气管结石、支气管癌、支气管腺瘤、外伤、支气管内异物等。

2. 肺部疾病：肺结核、肺炎、肺脓肿、肺真菌病、肺寄生虫病（阿米巴、肺吸虫、肺棘球蚴病）、肺转移瘤、肺囊肿、肺尘埃沉着病、肺隔离症等。

3. 心血管疾病：肺梗死、肺淤血、肺动脉高压、肺动静脉瘘、单侧肺发育不全、二尖瓣狭窄等。

4. 全身性疾病：急性传染性疾病（肺出血型钩端螺旋体病、流行性出血热）、肺出血—肾炎综合征（Good-pasture's syndrome）、血液病、结缔组织病、替代性月经等。

（二）按病因分类

1. 感染性疾病　特异性感染，如结核；非特异性感染，如细菌、真菌、支原体、衣原体、原虫等引起感染。

2. 肿瘤　良性、恶性；后者又可分为原发或转移性肺癌。

3. 支气管—肺和肺血管结构异常　支气管肺囊肿，肺隔离症，先天性肺动静脉瘘等。

4. 血液病　各种白血病，血小板减少性紫癜等。

5. 免疫性疾病肺损伤　结节性多动脉炎、白塞病、Wegener's 肉芽肿等。

6. 物理因素　外伤等。

如从发生频率高低看，最常见的疾病依次为：支气管扩张，肺结核，肺癌，肺脓肿等。此外，虽经详细检查仍有20%的咯血者病因始终难以明确。

【询问病史时应详细了解】

1. 咯血发生急缓，咯血量、性状，是否同时咳痰，是初次还是多次，咯血前有无喉痒等。

2. 伴随症状 如发热、胸疼、咳嗽、痰量、痰性状、胸闷、出汗、恐惧、呼吸困难、心悸、与月经的关系等。

3. 个人史和既往史 结核病接触史、吸烟史、职业史、呼吸系统疾病史、心血管系统疾病史、传染病史、外伤史、其他系统疾病史等。

【体检】

观察咯血的量、性质、颜色，病人一般状态（特别是 BP、P、R、HR），神志，有无贫血，皮肤颜色，出血点，皮下结节，淋巴结大小，杵状指，呼吸频率，肺内呼吸音变化、有无啰音，心脏杂音、心率、心律，肝脾大小，下肢水肿等。

【实验室检查及其他特殊检查】

1. 三大常规 血红蛋白、红细胞计数、血细胞比容及其动态变化，血小板计数，尿检中有无红、白细胞，大便潜血等。

2. 凝血功能 出血时间、凝血时间、凝血酶原时间、纤维蛋白原、D-dimer 等。

3. 痰检查 痰找抗酸杆菌、瘤细胞、肺吸虫卵、真菌等，痰培养。

4. X 线检查 胸部后前位及侧位摄影、必要时进行胸部 HRCT 检查。

5. 如有需要可进行纤维支气管镜检查 找出出血部位和明确病变性质或局部止血治疗。

适应证与禁忌证参见《临床技术操作规范》中相应章节。

6. 支气管动脉造影 怀疑支气管动脉出血如支气管扩张等，为了明确出血部位和进行治疗，可考虑此项检查。

7. 肺动脉造影 怀疑肺动脉出血，如肺栓塞、肺动静脉瘘可考虑此项检查。

8. 其他 超声心动图，骨髓检查，免疫系统检查等。

【诊断及鉴别诊断】

1. 咯血与呕血的鉴别 见表 30-1

2. 咯血量的确定

小量咯血：24 小时咯血<100ml。多见于肺结核，肺脓肿，肺癌。

中量咯血：24 小时咯血 100～500ml。多见于肺结核，支气管扩张，二尖瓣狭窄。

大量咯血：24 小时咯血>500ml（或一次咯血 300～500ml；有人认为一次咯血>100ml 即为大咯血）。可见于空洞型肺结核，支气管扩张和二尖瓣狭窄。

有时咯血量的多少与病变严重程度并不完全一致。肺功能严重障碍或发生血块阻塞窒息，即或少量咯血也可致命。

表 30-1 咯血与呕血的鉴别

	咯 血	呕 血
病因	呼吸系统疾病，如支气管扩张，肺结核，肺癌，肺脓肿及心脏病等	消化系统疾病，如消化性溃疡，急性糜烂出血性胃炎，胃癌，肝硬化，胆道出血等；长期饮酒史
出血前症状	喉痒感，胸闷，咳嗽等	上腹不适，恶心，呕吐等
出血方式	咯出	呕出，可为喷射状
血色形态	鲜红或紫色，血丝或血块	棕黑，暗红，有时鲜红
血中混有物	痰泡沫	食物残渣，胃液
酸碱性	碱性	酸性
黑便	除非咽下，否则没有	有，可为柏油样便，呕血停止后仍可持续数日
出血后痰性状	常有血痰数日	无痰
体检	随病因不同而异	上腹压痛或有腹水，腹壁静脉曲张，脾大等

3. 初步确定出血部位 可以根据病史，体检，X 线胸部检查结果初步判断咯血来源部位。如确定来自上或下肺，或左、右肺。

4. 进一步作出病因诊断 综合病史，体检，实验室检查和特殊检查结果，明确咯血的病因诊断。

(1) 支气管扩张症：幼年时患麻疹、百日咳、支气管肺炎等，此后长期咳嗽、咳痰史，痰量较多，每天可达数百毫升，痰液静置后有分层现象（上层为泡沫、中层为浆液脓性、下层为坏死组织）。约 10%的病人平时无症状，咯血为其唯一症状（干性支气管扩张）。肺部可有局限的持续固定的湿啰音，可有杵状指（趾），X 线平片两下肺纹理重、卷发样或蜂窝样改变。HRCT 和支气管造影有助于明确诊断。

(2) 肺结核：除咯血外，可有结核中毒症状如低热、盗汗、消瘦、乏力、食欲减退，痰中带血，肺尖可闻及湿啰音。X 线胸片检查常能发现结核病灶部位，痰涂片找抗酸杆菌有助于明确诊断，必要且具备条件时可进行结核菌培养。

(3) 支气管肺癌：45 岁以上，男多于女，多为长期重度吸烟者。多表现为痰中带血，量不多但常反复出现，常伴胸痛，可有限局性哮鸣音，杵状指（趾）。X 线胸片、CT 及纤维支气管镜检查、痰细胞学检查及活组织检查有助于明确诊断。

(4) 慢性支气管炎：多有长期吸烟史和多年慢性咳嗽，咳痰史。一般为小量咯血或痰中带血，常与感染加重有关，经抗感染治疗后随咳喘等症状好转而自行止血。体检可闻及弥漫性干啰音或散在湿啰音。

（5）气管及支气管结核：多发生在青壮年，长期咳嗽、咳痰，小量咯血，伴低热、盗汗、消瘦，痰找抗酸杆菌及纤维支气管镜检查有助于明确诊断。

（6）肺炎：肺炎球菌肺炎患者咯血典型者表现为铁锈色痰，伴高热，病变累及胸膜时可有胸膜性胸痛，局部叩诊呈浊音或肺实变体征，听诊可闻及湿啰音。血常规检查白细胞升高，X线胸片呈炎性病灶。抗菌药物治疗多有效。此外，克雷伯氏杆菌性肺炎患者典型者的痰为砖红色胶冻样，应与之区别。

（7）肺梗死：除咯血外，患有胸痛，突发性呼吸困难；咯血常出现于胸痛和呼吸困难之后。常有下肢深静脉血栓、胸部增强CT、心电图、动脉血气分析、D-Dimer等检查有助于诊断。

（8）肺脓肿：高热，大量脓臭痰，白细胞升高，慢性病人有杵状指，X线胸片示病变好发于上叶后段或下叶背段和基底段，有液平面，周围有炎性浸润。

（9）支气管肺囊肿：继发感染时出现咳嗽、咳痰、咯血，胸部X线及CT表现为圆形或卵圆形透亮区，其壁较薄，界限清楚，密度均匀。

（10）肺尘埃沉着病：顽固性咳嗽、咳痰、咯血，胸部X线示两肺中下野散在结节影，诊断主要靠职业史。

（11）肺出血-肾炎综合征：常见于中年男性，反复咯血伴呼吸困难，其后出现蛋白尿、血尿，X线胸片示双肺小结节影或斑片状阴影，以中下肺居多。血清抗肾小球基底膜抗体阳性或肾活检可明确诊断。

（12）月经性咯血：常于月经前2～3天咯血，月经期过后停止咯血，反复发生。

（13）免疫系统疾病引起肺损伤：咯血伴长期发热、关节损害、皮肤黏膜损害、多脏器受累、肺部阴影及抗菌药治疗无效等，需考虑免疫系统疾病可能。

【治疗方案及原则】

治疗原则包括：制止出血，治疗原发病，防治并发症，维持患者生命功能。

1. 镇静、休息　小量咯血无需特殊处理，休息、对症。中量以上咯血需卧床休息，患侧卧位或平卧位。对精神紧张、恐惧不安者应解除不必要的顾虑，必要时可给予少量镇静药，如地西泮10mg或苯巴妥钠0.1～0.2g肌内注射，或口服地西泮5～10mg。咳嗽剧烈的咯血者，可适当给予镇咳药，如可卡因30mg口服或肌内注射，咳美芬10mg口服。禁用吗啡，以免过度抑制咳嗽引起窒息。

2. 加强护理、密切观察　中量以上咯血者，应定时测量血压、脉搏、呼吸。鼓励患者轻咳，将血液咯出，以免滞留于呼吸道内。保持呼吸道通畅，床边放置吸痰器。保持大便通畅。

3. 大咯血患者应开放静脉，备血，必要时补充血容量。向家属交代病情。

4. 止血药的应用：

(1) 垂体后叶素：本药收缩肺小动脉，使局部血流减少、血栓形成而止血。可将5～10U神经垂体素溶于20～40ml葡萄糖溶液中缓慢静脉注射，然后将10～20U神经垂体素溶于250～500ml液体中静脉点滴维持0.1U/(kg・h)。

不良反应：面色苍白、出汗、心悸、胸闷、腹痛疼、便意、过敏反应，血压升高。

禁忌证：高血压、冠心病、肺心病、心力衰竭、孕妇。

(2) 酚妥拉明：这是一种α-肾上腺素能受体阻断剂，可直接扩张血管平滑肌，降低肺动静脉压而止血。将10～20mg本药加入5%葡萄糖溶液500ml中静脉点滴。

不良反应：心率增快，血压下降。

(3) 普鲁卡因：具有扩张血管、镇静作用。将200～300mg普鲁卡因加入5%葡萄糖500ml中静点。

不良反应：过敏反应，颜面潮红、谵妄、兴奋、惊厥。注射前应进行皮试。

(4) 止血药

6-氨基已酸：抑制纤维蛋白溶酶原的激活因子，抑制纤溶酶原激活为纤溶酶，抑制纤维蛋白溶解。将4～6g 6-氨基已酸加入5%葡萄糖溶液250ml中静脉点滴，1次/日。

酚磺乙胺、卡巴克洛：增加血小板和毛细血管功能。酚磺乙胺0.25～0.75g肌注或静注，2次/日；卡巴克洛2.5～5mg，口服3次/日，10mg肌注，2次/日。

维生素K：促进肝脏合成凝血酶原，促进凝血。10mg肌注，2次/日。

纤维蛋白原：将1.5～3.0g本药加入5%葡萄糖溶液500ml中静脉点滴，1次/日。

云南白药：0.3～0.5g，口服3次/日。

(5) 糖皮质激素：具有非特异性抗炎作用，可减少血管通透性。可短期及少量应用，甲泼尼松龙20～40mg或地塞米松5mg静脉注射，1～2次/日。

5. 气管镜止血　经过药物治疗无效可以考虑通过硬质气管镜清除积血和

止血。

冷盐水灌洗：4℃冷盐水500ml加用肾上腺素5mg，分次注入出血肺段，保留1分钟后吸出。

气囊导管止血：有条件者可用气囊堵塞出血支气管压迫止血，防止窒息。24小时后放松气囊，观察几小时无出血可考虑拔管。

激光冷冻止血：有条件者可以考虑试用。

6. 支气管动脉栓塞术 首先经支气管动脉造影显示病变部位（如局部造影剂外漏、血管异常扩张、体-肺动脉交通），采用吸收性明胶海绵、氧化纤维素、聚氨基甲酸乙酯或无水酒精等栓塞局部血管，具体适应证、禁忌证和并发症可参见《临床技术操作规范》中相应章节。

7. 手术治疗 有手术适应证时进行

凡需进行第5、6、7项治疗者须事先必须征得患者和家属同意并签署知情同意书，同意书中需注明此项治疗可能出现的各种危险和并发症。

8. 大咯血的处理

（1）内科治疗：卧床休息，取患侧卧位，防止血液进入健侧支气管内。

（2）应用少量镇静剂、备血，检测血红蛋白定量，血细胞比容并观察其动态变化。

（3）止血剂：静脉输入神经垂体素、酚妥拉明、氨甲苯酸、酚磺乙胺等。

（4）静脉输入普鲁卡因。

（5）支气管动脉栓塞术。

（6）外科手术治疗。

9. 大咯血窒息的处理 窒息表现：患者突感胸闷难忍，烦躁不安，面色苍白或发绀，咯血突然中止，呼吸困难，意识丧失。

处理：保持呼吸道通畅，足高头底位，拍背；用开口器打开口腔，将舌拉出，迅速清除口腔及咽喉部积血，气管插管或切开，吸氧，必要时可应用呼吸兴奋剂。

（何权瀛）

第三十一章　放射性肺炎

【概述】

放射性肺炎（radiation pneumonitis，RP）系由于胸部肿瘤（肺癌、乳腺癌、食管癌、恶性淋巴瘤、胸腺瘤等）经放射治疗后，在放射野内正常肺组织受到损伤而引起的炎症反应；也是骨髓移植预处理，核辐射事故常见的并发症。由于放射性肺炎的发生率不断提高，约 5%～15%，故日益受到人们的重视。

【临床表现】

1. 放射性肺炎　在暴露射线后有一潜伏期，通常为 1～3 个月。症状可出现于肺部放射学改变以前。最常见的临床表现为气急和咳嗽，程度轻重不一。通常为干咳，后期可有痰血（丝）。体检通常无异常发现，偶尔在照射区可闻及湿啰音和胸膜摩擦音。放射野皮肤可发生改变。急性期实验室检查缺乏特异性，可有中性多核粒细胞增多和血沉加快等。总之，放射性肺炎病情差异很大，轻者缺乏临床表现，重者可在数天内迅速发生呼吸衰竭和急性肺心病，并危及性命。

2. 放射性肺纤维化　因慢性放射性肺部损害而引起的临床综合征。发生永久性肺纤维化的过程约为 6～24 个月。肺纤维化前可无急性肺炎病史，患者可无症状或仅表现为气急。大野照射患者可发生慢性肺功能不全，并最终发生肺动脉高压和慢性肺心病。症状轻微患者体检可无明显异常。照射区域可有呼吸音改变和叩诊浊音。纤维化严重患者甚至可发生纵隔移位和脊柱向患侧偏斜。

3. 闭塞性细支气管炎伴机化性肺炎（BOOP）　较少见，发生于接受放疗的乳癌患者。临床和胸片异常可在结束放疗后 1.5～6 个月出现，胸片异常表现可发生于非照射区，甚至对侧肺部，病灶可游走是其特点。BAL 检查可有淋巴细胞增多。

4. 影像学表现　多数于停止放疗 1 月后，肺部出现阴影。X 线表现可分为渗出期、中间期、和纤维化期。急性渗出期在照射的肺野上出现弥漫性片状模糊阴影，其间隐约可见网状影，酷似支气管炎或肺水肿。病变的范围与胸廓表面照射野一致。可产生胸腔积液。慢性期发生肺纤维化，呈条索状或团块状收缩或局限性肺不张。纵隔、胸膜和心包有大量粘连，纵隔向患侧移位，同侧横膈升高和胸廓塌陷。对放射性肺损伤的诊断，CT 扫描优于胸片，可分为磨砂玻璃型、补丁实变型、含气不全型、浓密纤维型四型，能更早地发现放疗后轻微的渗出病变，对判断有无肺癌复发更有价值。

5. 肺功能改变　肺放射性炎症和纤维化都引起限制性通气功能障碍，肺顺应性降低，伴通气/血流比例降低和弥散功能降低，导致缺氧。有时胸片尚未发现异常，而肺功能检查已显示变化。

【诊断要点】

1. 根据放射治疗史，干性呛咳，进行性气急和胸部 X 线有炎症或纤维化改变进行诊断。支气管黏膜上皮经照射后常引起细胞间变，细胞学检查时应与癌肿细胞慎加区别。

2. 多种疾病可能与放射性肺损伤发生混淆，临床应特别重视肿瘤复发与放射性肺炎的鉴别。前者的诊断要点为：放疗与诊断的时间间隔＞4 个月；存在其他转移性病变；放射学表现和临床症状呈进行性恶化；在照射野以外也有改变；贫血；血痰；原有肿瘤生长的依据。肺结核则与放疗无关、常位于上肺、密度不均、抗结核治疗有效。

【治疗方案及原则】

1. 对胸片的异常可追踪观察，绝大部分亚临床和轻症病例并不需加以治疗。

2. 药物治疗　基本治疗药物是糖皮质激素，有效率为 80%。但关于应用激素的预防作用尚不确定。激素剂量通常采用泼尼松 60～80mg/d，取得效果后逐渐减量。疗程 3～6 周。抗生素可用于伴有感染者。非甾体抗炎药、抗凝治疗也有一定疗效。

3. 肺纤维化的治疗极其困难，主要措施为吸氧，支气管扩张剂和祛痰剂作对症治疗。丹参、D-青酶胺可能有一定效果，但作用缓慢。高压氧治疗对放射性肺炎引起的缺血性损害和纤维化可能有用，不良反应少。此外还可应用西维来司钠（sivelestate sodium）观察治疗。

4. 预防措施包括　①使用“超薄肺野挡块”（thin lung blocks）遮盖需要保护的区域。②缩小射野，随肿瘤缩小而相应减小照射范围。③三维适形放疗术，把根据高分辨 CT 获取的有关肺结构和肿瘤的数据输入计算机，显示最适当的照射剂量和照射角度的可视图像，以取得最接近靶体积的治疗体积。④计算机控制放疗术，即在实际治疗过程中通过计算机调整机器的各种治疗参数，包括入射角度，射野形状和投照率等。二是观察肺损伤的指标：经肺泡灌洗液测定表面活性物质水平，但该技术属侵入性，难以使用，测定血浆转化生长因子-β（TGF-β）也有助于监测放射性肺炎的发生，未发生放射性肺炎的患者在放疗术后恢复正常，而发生放射性肺炎的患者持续升高。⑤口服辅酶 Q_{10} 90mg/d，可作放射防护剂。

（余健民）

62检